Hörstudio
Lange GmbH
Weisendorfer Str. 1A
91056 Erlangen-Dechsendorf
Tel. 0 91 35 / 53 56 780

Eigentum

Verliebt
in beide Ohren

Unerhörtes aus der Welt des Hörens

Veronika Vehr

Verliebt
in beide Ohren

Unerhörtes aus der Welt des Hörens

Veronika Vehr

© 2022 Veronika Vehr
Herausgeber: VVC
Autorin: Veronika Vehr
Umschlaggestaltung: Andreas Lutz
Layout und Lektorat: Lisa Keskin
Korrektorat: Peter Gura
Verlag, Verlagsauslieferung & Druck: One World Distribution, Remscheid
ISBN: 978-3-95778-207-6
2. Auflage

Das Werk und alle seine Teile sind urheberrechtlich geschützt. Eine wie auch immer geartete Verwertung ist nur mit schriftlicher Zustimmung des Verlages und der Autorin zulässig. Dies gilt insbesondere für die elektronische oder sonstige Vervielfältigung, Übersetzung, Verbreitung und öffentliche Zugänglichmachung.

Über dieses **Buch**

Möchten Sie sich (wieder) in Ihre Ohren verlieben? Autorin Veronika Vehr erzählt Geschichten zum Thema „Hören", bringt Ihnen Fakten rund ums Ohr näher und erläutert so nebenher, warum schlechtes Hörverstehen Sie alt aussehen lassen kann.

Die Expertin für Hörakustik begleitet Sie auf Ihrem Weg zum besseren Verstehen und zeigt auf, warum Hörgeräte voll im Trend liegen. Vom Streaming bis zur Übersetzungsfunktion, vom Fitness-Tracker bis hin zum beidohrigen Telefonieren leisten die „Bohnen in den Ohren" mehr, als man ihnen zutraut.

Lassen Sie sich überraschen und treten Sie ein in die Welt des Hörens, damit auch Sie oder Ihre Liebsten wieder mittendrin sind anstatt nur dabei.

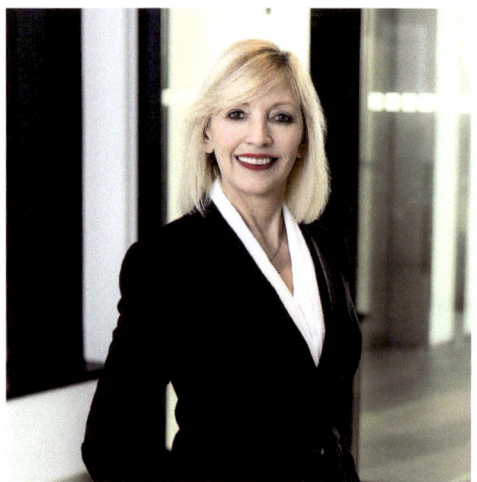
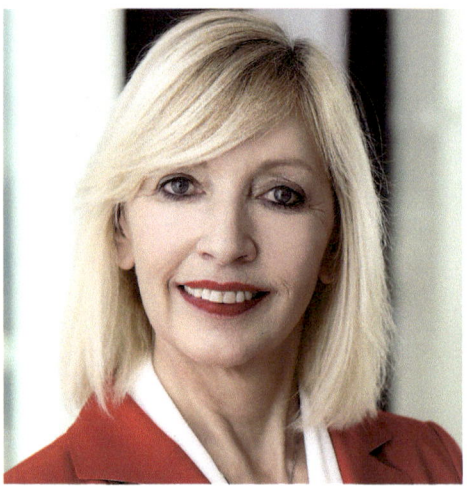

Fotos: Steffen Guth

Über die **Autorin**

„Mit Freude verkaufen" – das ist das Motto der Wahlhamburgerin. Seit über 30 Jahren ist Veronika Vehr erfolgreich im Bereich Verkauf tätig. Zwölf Jahre lang leitete sie die Personalentwicklung bei KARSTADT und zeichnete für Tausende Mitarbeiterinnen und Mitarbeiter verantwortlich.

Seit 1995 begleitet sie im Rahmen ihres Unternehmens Veronika Vehr Consulting Mitarbeiter und Mitarbeiterinnen sowie Führungskräfte bei IKEA, Commerzbank und Beiersdorf. In Deutschland, Österreich und der Schweiz hat sie sich als Expertin für Hörakustik einen Namen gemacht und steht für exklusive Beratung auf Augenhöhe mit viel Herz und Verstand.

Seit 2018 fokussiert sie sich exklusiv auf die Begleitung von Hörakustikern und Optikakustikern.

„Das ist mir eine echte Herzensangelegenheit, denn hier steht Helfen an erster Stelle und es geht um Kommunikation auf der ganzen Linie!

Ein Produkt zu verkaufen, das anfangs meist nicht gewünscht ist, erfordert viel Geschick und Einfühlungsvermögen. Dabei zu unterstützen bereitet mir große Freude."

Inhalt

Über dieses Buch   8
Über die Autorin   11

Vorwort   **18**

Warum dieses Buch?   18
Mein Weg in die Branche – wie alles begann   20
    Ein paar Worte zum Gendern   22
Danksagung   23
Wie Sie den größten Gewinn aus diesem Buch ziehen   24
    RosaMUNDund ViktOHR, Ihre Begleiter durch dieses Buch   25
Freude am Leben schenken   26

Einleitung   **29**

Ich bin doch nicht alt!   31
    Die Dame, die zu spät kam   32
    Mit 80 ist es vielleicht zu spät   35
Wie gut hört die Welt?   36
    EuroTrak-Studie Deutschland 2018   37
    Der Welttag des Hörens   39

Hat man jetzt! Das Hörgerät als modisches Accessoire   **42**

Der Trend zum Zweitgerät   43
    Nicole – klar hören mit dem gewissen Extra   44

Hörgerät 2.0 – eine neue Generation mit attraktiven Extras	46
Telefonieren mit beiden Ohren	46
Musik genießen	47
Fernsehen	48
Übersetzen	49
Fitnesstracking	50
„Alexa, wie wird das Wetter?"	50
„Und wie komme ich zum Jungfernstieg?"	50
Das Leben genießen	53
Energie freisetzen	54
Endlich wieder rocken, bis der Arzt kommt!	55
Tinnitus mildern	56
Teilhaben statt Teilnahmslosigkeit	56
Theater, Kirche, Kino und Musikgenuss	57
Musik machen	57
Die feinen Töne der Natur	58
Frust statt Lust	60
Kindermund tut Liebe kund	61
Wer nicht hören kann, muss das lesen	**63**
Eine Frage des Selbstwerts	64
Verleugnung	64
Ein Hörgerät? Brauch ich nicht! Oder doch ...?	65

„Nein, dann bin ich wirklich alt!" 67
    Altersschwerhörigkeit 67
    Das Alter des Gehörs 68
    Eine „neue" Generation: die Babyboomer 68
„Ich dachte, ich komme drum herum." 70
„Das sieht man doch!" 71
„Ich brauch es noch nicht." 72
    Der Brunnen vor dem Tore 72
„Erst noch die Zähne und der Führerschein des Enkels …" 73
„Ich gehe sowieso nicht mehr aus, das macht mir keinen Spaß mehr." 74
„Wenn die anderen nur lauter sprechen würden …" 75
„Ich höre eh das Gras wachsen!" 76
„Mein Arzt hat gesagt, bei mir ist alles altersgerecht." 78
„Ich will doch gar nicht alles hören!" 78
„Ich telefoniere nicht gern." / „Telefonieren ist nicht so wichtig für mich." 79
„Hab ich schon probiert, hat mich genervt." 81
    Hörtraining 81
    Eine Frage der Zeit … 82
    … und der Kultur 82
„Ich genieße den Charme der Stille!" 83
    Hörgeräte? Trage ich nicht! 84
Zusammenfassung: Nichts zu verstehen kann Sie alt aussehen lassen 87

Hören kann Leben retten	**89**
Brennende Liebe kann tödlich sein …	90
… auch, wenn sie durch den Magen geht	90
Sicherheit im Straßenverkehr	90
Im Falle des Falles	91
Allergien: Schwerhörigkeit kann Ihre Gesundheit gefährden!	92
Auch im übertragenen Sinn kann gutes Hören Leben retten	93
Einsamkeit	93
Verlust des Sprachverständnisses – und der Klarheit	95
Demenz	95
Hard Facts aus der Welt des Hörens	**97**
Der Hörsinn	98
Warum gutes Hören so wichtig ist	98
Hören ist Hochleistung	98
Tonhöhe	98
Lautstärke	99
Wie hören wir?	100
Das Außenohr	100
Das Mittelohr	100
Das Innenohr	100
Hören mit Ohren und Gehirn	100
Ohren – warum beide, wenn doch eines auch genügt?	101

Unsere Ohren: als Einzelspieler so lala	101
Hörverlust – ein Verlust mit weitreichenden Folgen	101
Arten von Schwerhörigkeit	103
Vorausgeschickt – der kombinierte Hörverlust	103
Schallempfindungsschwerhörigkeit	103
Altersschwerhörigkeit	103
Schallleitungsschwerhörigkeit	104
Schallwahrnehmungsschwerhörigkeit	104
Ursachen für Hörverlust	105
Mögliche Auslöser für eine reduzierte Hörleistung	106
Hörsturz	106
Knall- und Lärmtrauma	106
Morbus Menière	108
Membranriss zwischen Mittel- und Innenohr	108
Verletzungen am Schädelknochen	108
Hohe Lärmbelastung	108
Ohrenschmalz	109
Wasser im Ohr	109
Paukenerguss	109
Mittelohrentzündung (Otitis media acuta)	110
Trommelfellverletzung	110
Angeborene Fehlbildungen	111

Tumor	111
Begleiterscheinung Tinnitus	111
Vorsorge	112
Schwerhörigkeit erkennen	115
Woran erkennen Sie, dass Sie schlecht hören?	116
Warum sprechen plötzlich alle so undeutlich?	116
Frauen und Kinder zuerst	117
Wann sollten Sie einen Hörakustiker oder HNO-Arzt aufsuchen?	117
Mein Kind hört schlecht!	118
Hörscreening für Neugeborene	120

Angefixt? **123**

Entscheidungskriterien	124
Welche Einstellung haben Sie zum Thema „Hören"?	124
Auswahlkriterien für den Hörakustiker Ihres Vertrauens	127
Mitautoren und Unterstützende	131

Vorwort

Warum dieses Buch?

Mir ist es eine besondere Herzensangelegenheit, den vielen Menschen mit Hörminderung den Zugang und das Bewusstsein zu einem entspannteren Hören und Verstehen zu erleichtern.

Für einen Großteil der Betroffenen ist der Gegenstand der Schwerhörigkeit und die Auseinandersetzung mit diesem vermeintlichen Manko unangenehm.

Durch meinen familiären Bezug zu dem Thema und meine Begleitung der Hörakustiker seit 25 Jahren habe ich immer wieder erleben dürfen, wie wichtig Hören und Verstehen für den Alltag, den allgemeinen Gemütszustand und auch für die Gesundheit der Menschen ist.

Dem, der nicht mehr gut hört, entgeht einiges im Alltag. Zudem kostet es täglich enorm viel Energie, sich im Kommunikationsalltag zurechtzufinden und alles Relevante mitzubekommen.

Manch ein Familienstreit und manch dauerhafte Entfremdung, z. B. wegen der Lautstärke des Fernsehers oder wegen des wiederholten, für beide Seiten lästigen Nachfragens, wäre mit dem richtigen Hörgerät vermeidbar.

Ich möchte in diesem Buch mit dem Vorurteil vom hässlichen, piependen beigen Klotz hinter dem Ohr aufräumen.

Wenn der erste Schritt der Überwindung getan wurde und die kompetente Beratung im Hörakustikfachgeschäft erfolgt ist, dann sagen viele Menschen: „Hätte ich das gewusst, dann hätte ich mich viel früher damit beschäftigt!"

Genau aus diesem Grund habe ich mich entschieden, dieses Buch zu schreiben und es all denjenigen zu widmen, die sich mit dem Thema auseinandersetzen, ob Betroffene, Angehörige und die vielen Helfer – besonders die engagierten mehr als 15.000 Hörakustiker allein in Deutschland, von Österreich und der Schweiz ganz zu schweigen.

Tauchen Sie ein in die Welt des komfortablen Hörens und Verstehens, finden Sie Ihren Weg zum Hörkomfort im Alltag und verlieben Sie sich (wieder) in Ihre Ohren.

Ich wünsche Ihnen viel Freude beim Lesen und gute Inspirationen.

Mein **Weg** in die Branche – wie alles begann

Als meine Schwester und ich in den Achtzigerjahren zeitgleich in das Berufsleben starteten, waren unsere Wege sehr unterschiedlich.

Während sich meine Schwester für den handwerklich helfenden Beruf der Hörakustikerin entschied, startete ich eine Karriere im Verkauf eines großen Warenhauskonzerns.

Natürlich waren wir einander immer schwesterlich verbunden, und als ich mich in den Neunzigerjahren als Trainerin für Führung und Vertrieb selbstständig machte, gestaltete ich mein erstes Seminar für Hörakustiker „Wie geht Verkaufen in der Hörakustik?" gemeinsam mit dem Team meiner Schwester.

Ich fand diese Branche von Anfang an sehr interessant – ganz besonders, weil die Beratung so anspruchsvoll ist. Denn meist ist der Kauf eines Hörgerätes ja nicht freudig und freiwillig wie etwa der Kauf eines Kleidungsstückes oder eines Autos oder die Buchung einer Reise.

Ganz im Gegenteil: Die meisten Menschen leugnen, ein Hörgerät zu brauchen, und schieben die Anschaffung so lange wie möglich hinaus.

Zusätzlich bewundere ich die hohen Anforderungen, die an die Beratung durch einen Hörakustiker gestellt sind: handwerkliche Fertigkeiten, kommunikative Kompetenz und vor allem psychologisches Geschick mit beteiligten Familienangehörigen und dem Kunden oder der Kundin selbst.

Darüber hinaus koordiniert der Hörakustiker die Abwicklung mit Krankenkassen und Ärzten. Es geht also um viel mehr als den reinen Verkauf eines Hörgerätes. Es geht um einen Entwicklungsprozess vom Verlust zum Aufbruch, und dies ist weit mehr als nur der Verkauf eines Produktes.

Kunden werden in diesem Prozess vom Hörakustiker begleitet und sind, wenn es passt, über einen langen Zeitraum in einem sehr vertrauensvollen und persönlichen Kontakt mit diesem. Das ist vergleichbar mit dem Beratungsprozess z. B. durch einen Steuerberater, einen Finanzberater oder einen Arzt. Hat man die richtige Person gefunden, dann bleibt man dieser gerne treu.

Genau aus diesem Grund habe ich mich auf diese Branche spezialisiert, und ich begleite seit 25 Jahren engagierte Hörakustiker und deren Teams dabei, ihren Beruf mit Leib und Seele auszuüben und den vielen Menschen mit Hörhandicap ein leichteres Leben durch bestmögliches Hören und Verstehen zu ermöglichen.

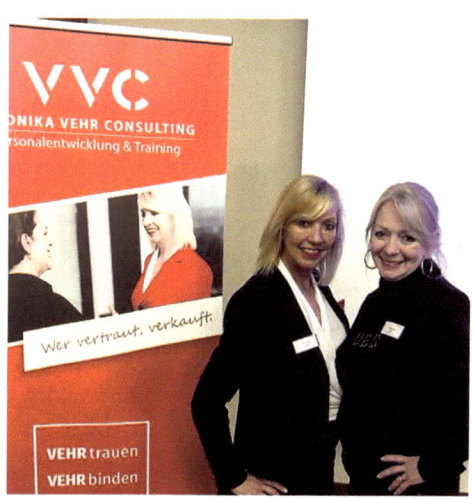

Ein paar Worte zum **Gendern**

Nach reiflicher Überlegung habe ich mich dafür entschieden, in diesem Buch aus Gründen der leichteren Lesbarkeit auf eine genderkonforme Schreibweise zu verzichten. Bei jeder Formulierung, egal ob männlich oder weiblich, sind in aller Wertschätzung alle Geschlechter gemeint. Nur an Stellen, an denen das Weglassen beider Formen zu Missverständnissen führen könnte, bin ich von dieser Richtlinie abgewichen. Ich hoffe auf Ihr Verständnis dafür.

Danksagung

Ich habe bei der Erstellung dieses Buches nicht nur vielfältige Recherchen eingeholt, sondern meine Erfahrungen von 25 Jahren in diesem Bereich integriert sowie diverse Kunden, Hörakustiker, Freunde und Branchenspezialisten befragt. So ist dieser kleine Ratgeber, gespickt mit Geschichten aus dem Höralltag, unter Aufbringung von viel Herzblut entstanden.

Ein besonderer Dank geht an meine Schwester Edeltraud Vehr; durch sie habe ich den Zugang zu dieser wunderbaren Welt des Hörens erlangt, in der Helfen an erster Stelle steht. Dies deckt sich gut mit unserem familiären Lebensmotto.

Weiteren Dank möchte ich folgenden Personen – in alphabetischer Reihenfolge – aussprechen:

Fabian Böhm, Dr. Ron Fiedler, Joules Gent, Helmut Hamlitsch, Birgit Kämmerling-Bogusch, Edmund Lehner, Gregor Neubert, Mandy Neubert, Marco Schubert und Jannik Vehr. Ich danke euch für euren Input, eure kurzweiligen Geschichten und eure Unterstützung – nicht nur bei der Entstehung dieses Buches, sondern auch abseits davon.

Am Ende des Buches werden Sie die Personen, die mit ihren Geschichten zu dem vorliegenden Buch beigetragen haben, in Kurzporträts kennenlernen.

Wie Sie den größten **Gewinn** aus diesem Buch ziehen

Dieses Buch teilt sich in unterschiedliche Abschnitte. In der Einleitung erläutere ich Ihnen, warum Vorsorge rund um Ohr und Hören so wichtig ist.

Danach erfahren Sie alles über das Hörgerät als modernes Accessoire und als „Spielzeug" – für Technikfreaks, Energieeffiziente und Sicherheitsfanatiker.

Als Nächstes treten wir in die Welt des schönen Lebens ein. Wie sehr die Lebensqualität zurückkommt, wenn der Hörsinn bewahrt wird, ist Thema dieses Abschnittes.

Danach gehen wir den am häufigsten verwendeten Ausreden und Sprüchen auf den Grund, die Menschen mit Hörminderung verwenden, um nichts ändern zu müssen.

Gleich darauf lesen Sie, auf welche Arten Hören Leben retten kann. Und anschließend sprechen wir über die Hard Facts: Wie funktioniert Hören? Welche Ursachen gibt es für Schwerhörigkeit? Welche Formen von Hörverlust gibt es überhaupt? Und wie erkenne ich, ob ich schwerhörig bin?

Zu guter Letzt geht es dann ans Eingemachte. Hier können Sie einen kleinen Check zu Ihrer persönlichen Einstellung zum Thema „Hören" machen. Zusätzlich finden Sie Hinweise, wie Sie am besten den Hörakustiker Ihres Vertrauens finden.

RosaMUND und ViktOHR,
Ihre Begleiter durch dieses Buch

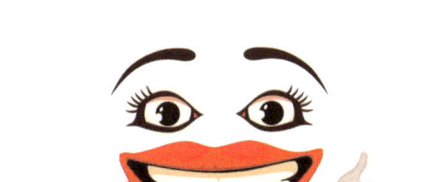
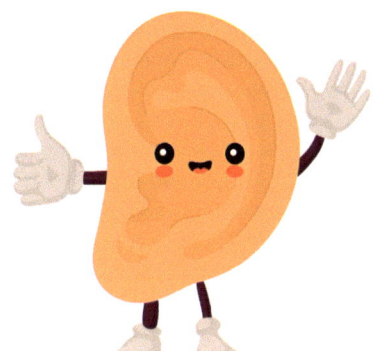

Darf ich vorstellen?

Das sind **RosaMUND** und **VictOHR**. Die beiden verbinden seit Ewigkeiten zarte Bande, ja, man könnte sagen, eine große Zuneigung. Doch manchmal ist dieses Verhältnis ein wenig gestört. Dann nämlich, wenn VictOHR nicht zuzuhören scheint.

In Wirklichkeit ist VictOHR ganz Ohr, doch manchmal merkt er, dass nicht mehr alles so einfach geht wie früher. Daher hat er sich dazu entschlossen, sich Verstärkung zu holen, damit er seine Flamme RosaMUND wieder gut verstehen kann.

Denn er weiß: Liebe geht nicht nur durch den Magen, sondern auch sehr stark über das Verstehen. Und verstehen kann man einander am besten, wenn man einander hören kann. Liebe geht also im wahrsten Sinne des Wortes durch die Ohren.

RosaMUND und VictOHR werden Sie an meiner Seite durch das Buch geleiten. RosaMUND wird zu sehen sein, wenn Geschichten erzählt werden. VictOHR hingegen taucht bei Fakten rund ums Ohr auf. Und ganz am Schluss … na ja, lassen Sie sich überraschen!

Freude am **Leben** schenken

Vielleicht gibt es auch in Ihrer Familie diese eine Tante oder den einen Großvater, möglicherweise jedoch auch eine jüngere Person, die niemals alles zu hören scheint, die immer wieder nachfragt und die ihre eigene Schwerhörigkeit dennoch schlichtweg ignoriert.

Darauf angesprochen, kommt meistens eine Ausrede: „Da waren gerade so viele Nebengeräusche!" – „Ich höre doch alles, ich versteh' es nur nicht immer!" – Oder der Klassiker: „Dann redet doch einfach ein bisschen deutlicher!"

Diesen Menschen ist oft gar nicht bewusst, was sie sich selbst alles nehmen, weil sie den Gang zum Hörakustiker verweigern. Denn mit dem „Knopf im Ohr" steigen die sozialen Kontakte, die Freude am Leben, und sogar das Risiko von Unfällen kann enorm sinken.

Daher: Unterstützen Sie Ihre Liebsten, damit auch sie wieder mittendrin sind anstatt nur dabei!

Einer meiner Kunden kam nur zu mir, weil er quasi von seiner Familie „dazu genötigt" worden war. Er hatte seinen Hörverlust einfach ignoriert – so kam es bei gemeinsamen Essen immer wieder zu Streitigkeiten, weil er alles falsch verstand bzw. überhaupt nicht reagierte.

Die ganze Familie war genervt und die Luft wurde sprichwörtlich immer dicker. Bis eines Tages die Tochter vom Essen aufsprang und das Haus verließ mit den Worten: „Ich komme nicht zurück, bevor du nicht endlich etwas gegen deine Schwerhörigkeit tust. Ich werde mir das nicht mehr antun! Das ist ja wie Stille Post – nur laut!"

Daraufhin wurde der Vater endlich aktiv – zehn Jahre, nachdem sein Gehör begonnen hatte, merklich nachzulassen.

Heute sagt er: „Wenn meine Tochter nicht so reagiert hätte, wäre ich wahrscheinlich noch immer ohne Hörgerät und mir wären so viele schöne Dinge im Leben entgangen. Ich bin nicht einmal sicher, ob ich nicht sogar geschieden wäre, weil es durch meine Schwerhörigkeit und mein mangelndes Verstehen ständig zum Streit mit meiner Frau kam."

Marco Schubert, Hörakustikmeister
Hörsysteme Häusler GmbH & Co. KG

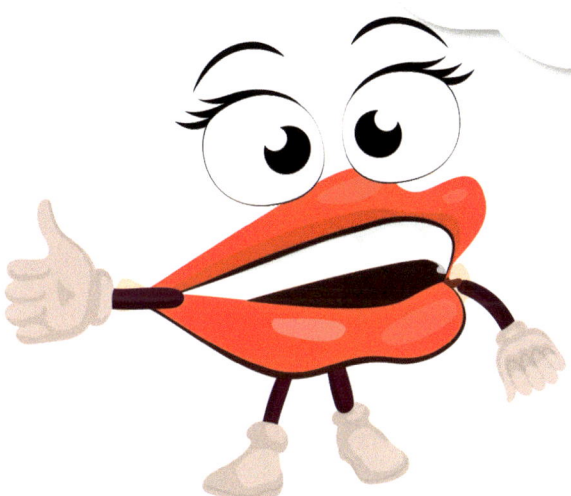

Einleitung

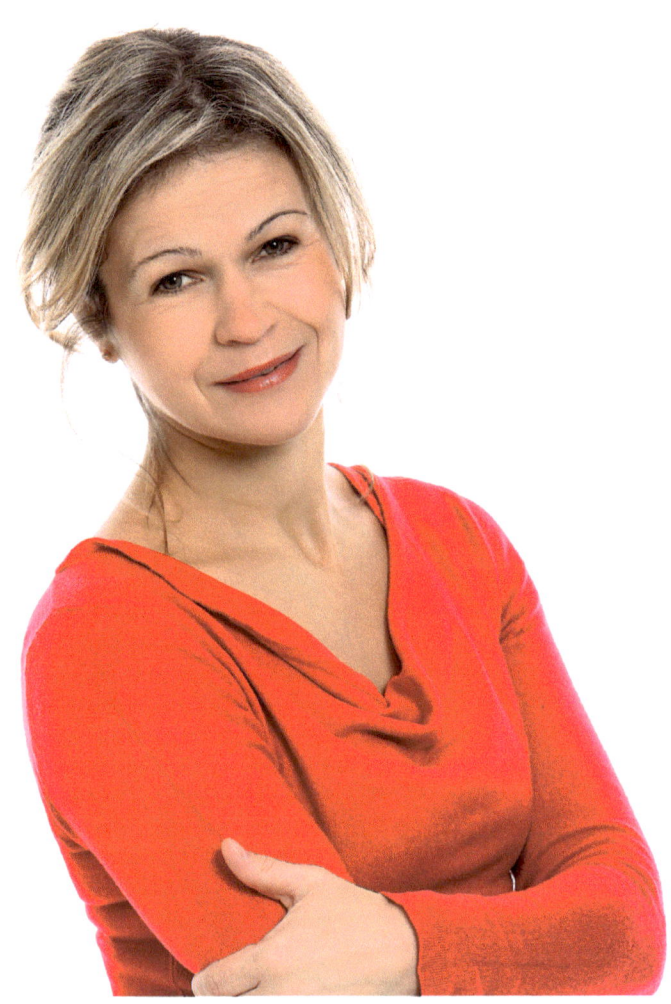

Ich bin doch nicht **alt!**

„Hörgerät? Ich? Ich bin doch nicht alt!", höre ich Sie sagen.

Nein, sind Sie auch nicht. Das wage ich jetzt einfach einmal so zu behaupten, denn immerhin sind Sie aufgeschlossen genug, um sich mit dem vielfach ungeliebten Thema „Schwerhörigkeit" auseinanderzusetzen. Doch die Unterstützung durch ein Hörgerät ist so viel mehr als nur eine peinliche Begleiterscheinung des Älterwerdens.

Einerseits gibt es viel mehr junge Menschen, die eine Hörhilfe tragen, als man meinen sollte. Andererseits können die neuen Generationen des „kleinen Mannes im Ohr" schon so viele coole Dinge, dass Sie selbst von Ihren Kindern und Enkeln oder von Menschen, die keine Hörhilfe benötigen, darum beneidet werden!

Wussten Sie zum Beispiel, dass Sie über ein Hörgerät Radio hören, sich eine fremde Sprache übersetzen lassen und sogar mit Ihrem Fitnesstraining auf dem Laufenden bleiben können?

Und das ist nur die Spitze des Eisbergs!

Habe ich Sie ein bisschen neugierig gemacht? Das ist gut – denn ich wünsche mir wirklich, dass Sie bis zum Schluss dranbleiben. Und das nicht nur deswegen, weil sich hier noch weitere Infos darüber verbergen, wie Sie trotz eines vermeintlichen Mankos die Nase vorn haben und eine Hörhilfe optimal nutzen können, sondern weil hier Menschen zu Wort kommen, die über ihre eigenen Erfahrungen berichten.

Bleiben Sie dran – es lohnt sich!

„Wer zu spät kommt, den bestraft das Leben!", sagte schon Gorbatschow.

Und recht hatte er! Welche weitreichenden Folgen das Zuspätkommen haben kann, lesen Sie in der folgenden wahren Geschichte.

Die Dame, die zu **spät** kam

Eines Tages suchte ich eine meiner Klientinnen, eine Hörakustikerin, in ihrem Geschäft auf, um im Zuge eines Verkaufscoachings als stille Zuhörerin an den Kundenberatungsgesprächen teilzunehmen.

Eine sympathische Dame um die 80 Jahre, nennen wir sie Maria, betrat das Geschäft. Bevor die Akustikerin mit der Beratung begann, erzählte Maria: „Ich habe bereits einige Akustikfachgeschäfte hier aufgesucht, aber keiner konnte mir helfen. Nun sind Sie meine letzte Rettung; ich möchte so gerne wieder besser hören!"
Die Hörakustikerin hörte ihr aufmerksam zu und startete dann Höranalyse und Hörmessung. Bei der Erstellung des Hörprofils stellte sich heraus, dass Maria zwar laute Töne hören konnte, jedoch ihr Sprachverstehen sehr schwach ausgeprägt war.
Leider ist in einem solchen Fall selbst mit den besten Hörgeräten kaum eine Verbesserung des Sprachverstehens und damit einhergehend auch keine bessere Kommunikation im Alltag möglich. Das war also der Grund, warum die anderen Hörakustiker, die Maria bereits aufgesucht hatte, ihr nicht hatten helfen können.
Was war passiert? Maria erklärte, dass sie schon länger als zehn Jahre unter einer schleichenden Verschlechterung des Hörvermögens gelitten, jedoch keine Notwendigkeit gesehen hatte, sich um ein Hörgerät zu bemühen.
Nun war es zu spät, und die Akustikerin musste ihr die traurige Botschaft überbringen, dass ihre Kollegen recht hatten. Das Hörvermögen könnte in ihrem Fall zwar verbessert werden, doch verstehen würde sie trotzdem kaum mehr als jetzt. Ihr Gehirn hatte es verlernt. Die entsprechende Region im Gehirn konnte nicht mehr aktiviert werden; das heißt, es kann zwar alles lauter gestellt werden, doch das Verstehen des Gesagten ist kaum noch möglich.
Diese Begegnung ist sicher mehr als zehn Jahre her, doch ich habe die traurigen Augen dieser alten Dame nicht vergessen.

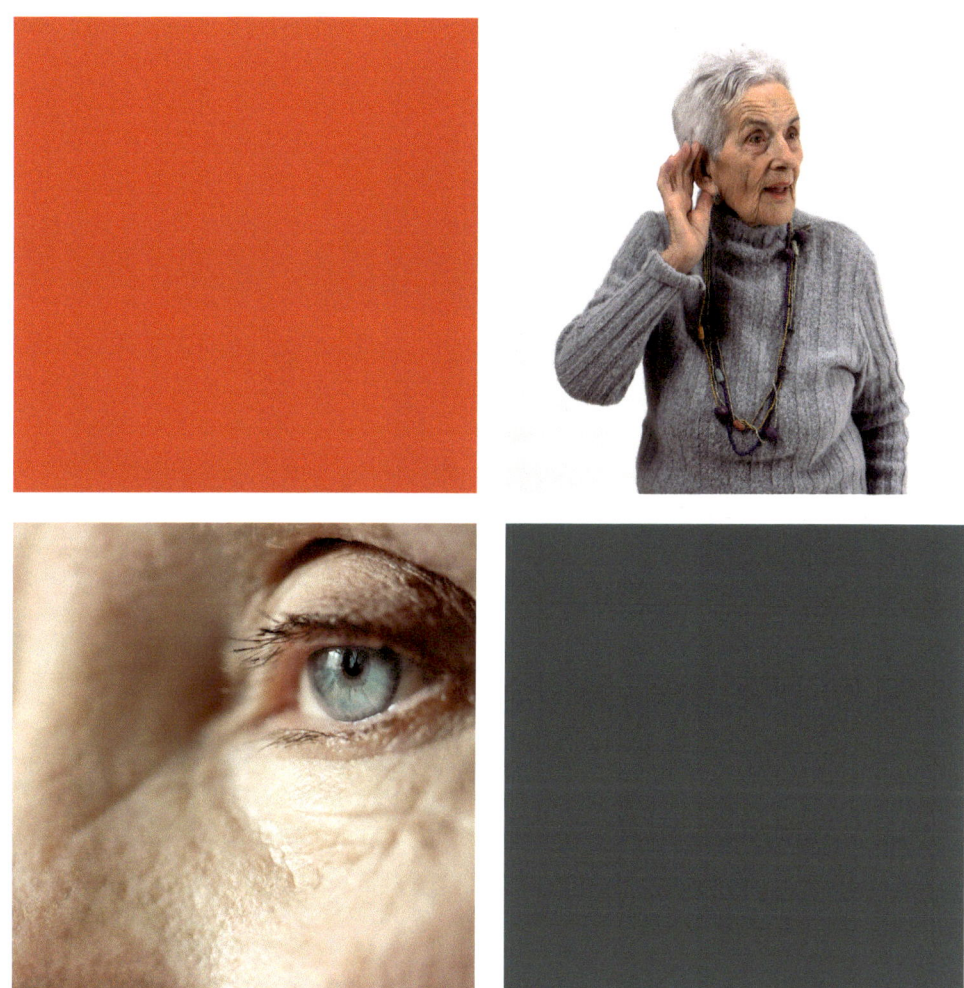

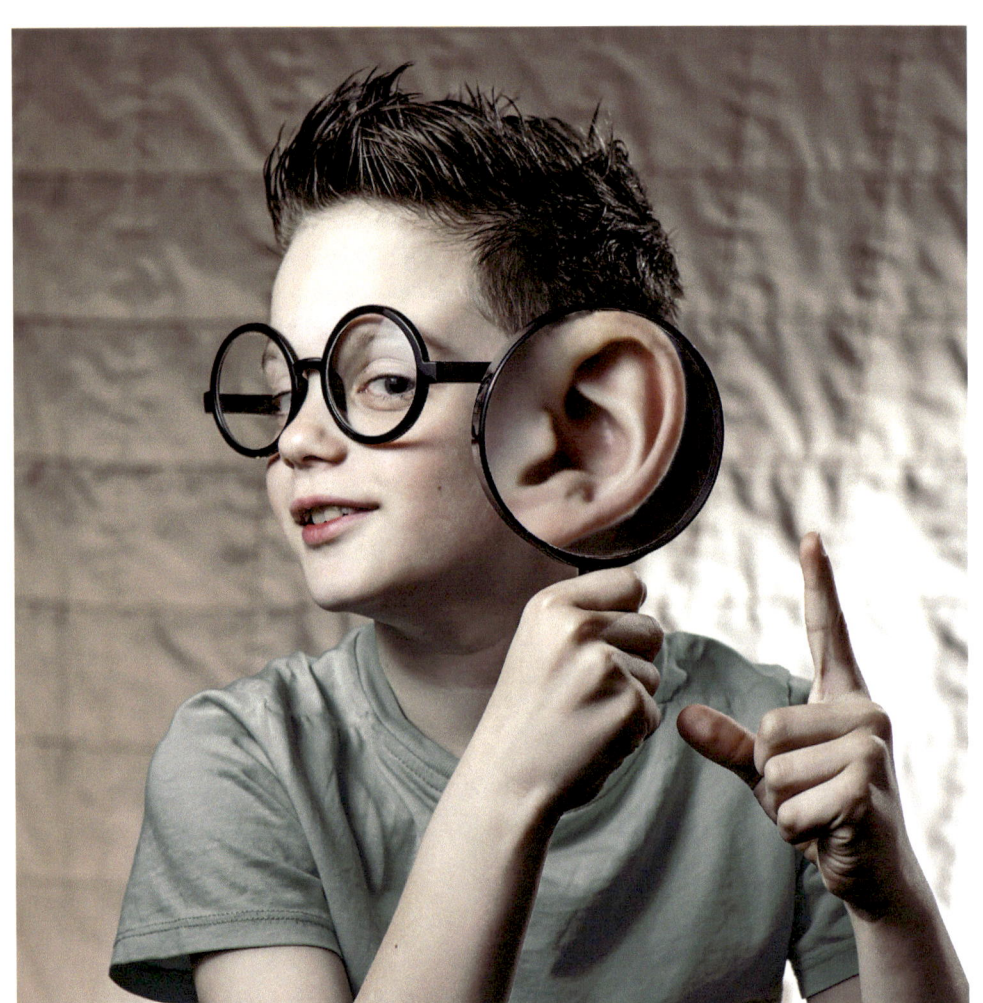

Mit 80 ist es **vielleicht** zu **spät**

„Jetzt schon? Warum? Ich bin doch nicht alt und ich verstehe doch eh fast alles!"

So reagieren die meisten Menschen anfangs, wenn sie eine Hörminderung diagnostiziert bekommen. Dennoch möchte ich anmerken, dass es nicht zu empfehlen ist, vor einer beginnenden Hörschwäche die Augen – äh, Entschuldigung – die Ohren zu verschließen! Denn Tatsache ist: Wenn Sie rechtzeitig vorsorgen, können Sie viele Unannehmlichkeiten abfangen.

Auch ein Ohr ist ein Körperteil, auf das es sich zu achten lohnt! Wer mit 75 Jahren meint: „Ach, jetzt sollt' ich doch mal ein wenig Yoga machen, ich werde langsam steif", für den könnte es ein bisschen zu spät sein – oder zumindest deutlich anstrengender –, eine gewisse Gelenkigkeit zu erreichen.

Ähnlich ist es mit Ihrem Gehör: Je früher Sie sich darum kümmern, desto länger bleiben Sie mittendrin, anstatt nur dabei zu sein. Es geht zum einen darum, der Kommunikation im Alltag folgen zu können, und zum anderen vor allem auch um das Thema Hör-Anstrengung[1].

90 Prozent der Betroffenen haben einen mittelgradigen oder leichten Hörverlust, der mithilfe von Hörgeräten ausgeglichen werden kann.

Wenn der Hörverlust stärker wird und unbehandelt bleibt, kann das fatale Folgen haben. Bei einer längerfristig unversorgten Hörminderung werden die für die Hörwahrnehmung im Gehirn zuständigen Nervenbahnen nicht mehr benutzt und bilden sich langsam, aber sicher zurück. Die entsprechende Region im Gehirn kann – wenn sie einmal sozusagen „deaktiviert" wurde und längere Zeit unbenutzt geblieben ist – nicht mehr reaktiviert werden. Das heißt, dann kann zwar alles lauter gestellt werden, doch ein intellektuelles Verstehen des Gesprochenen ist kaum noch möglich.

Es kommt zu einem Verlust des Sprachverstehens wie bei Maria in der letzten Geschichte.

Doch werfen wir zunächst einen Blick auf die Fakten.

---

1 Die Energie, die aufgewendet werden muss, um gut zu hören und zu verstehen.

Wie gut **hört** die **Welt?**

Laut Weltgesundheitsorganisation (WHO) gab es im Jahr 2017 weltweit 360 Millionen Menschen, darunter 32 Millionen Kinder, mit Hörminderungen.

2019 waren es schon etwa 466 Millionen Menschen. Bis 2050 werden es Schätzungen zufolge weltweit über 900 Millionen Personen sein.

Die jährlichen Kosten unbehandelter Hörminderungen im Jahr 2017 beliefen sich nach Schätzungen der WHO weltweit auf ca. 750 bis 790 Mrd. US-Dollar (umgerechnet etwa 675 bis 711 Mrd. Euro)[2].

Dabei wurden folgende Kostenkategorien identifiziert:

- Ausgaben im Gesundheitssektor (ca. 67 bis 107 Milliarden US-Dollar)
- Ausgaben im Bildungssektor für die Betreuung schwerhöriger Kinder im Alter von 5 bis 14 Jahren (ca. 3,9 Milliarden US-Dollar)
- Kosten durch Produktivitätseinbußen als Folge von Arbeitslosigkeit und Frührenten (ca. 105 Milliarden US-Dollar)
- Kosten für die Gesellschaft als Resultat von sozialer Isolation, Kommunikationsproblemen und Ausgrenzung aufgrund von Schwerhörigkeit (ca. 573 Milliarden US-Dollar).

Die WHO weist in ihrem Bericht darauf hin, dass Prävention und das frühzeitige Erkennen von Hörminderungen kosteneffizient sind. Ebenfalls eine kosteneffiziente Strategie ist laut WHO die Verwendung von Hörsystemen.

2 Stand 1. Februar 2020

EuroTrak-Studie Deutschland 2018[3]

Die vom Schweizer Marktforschungsunternehmen Anovum im Auftrag der Europäischen Vereinigung der Hörgerätehersteller (EHIMA) in Europa im Jahr 2018 durchgeführte Studie kam zudem zu dem Schluss, dass sich immer mehr Menschen mit Hörminderung für die Nutzung eines Hörgerätes entscheiden. Der Studie zufolge geben 12,2 Prozent der Menschen in Deutschland eine Hörminderung an, 37 Prozent von ihnen tragen ein Hörgerät. Der Anteil der Menschen mit Hörminderung in Deutschland ist somit im Vergleich zu 2009 um einen Prozentpunkt gesunken.

Eine weitere Erkenntnis der Studie war, dass 97 Prozent der Personen, die um ihre Schwerhörigkeit wissen, in Deutschland mit ihrer Versorgung zufrieden sind. Jedoch wissen mehr als 50 Prozent der nicht versorgten Personen nicht, dass sie bei Hörgeräten einen Zuschuss von der gesetzlichen Krankenkasse erhalten.

Menschen mit Hörgeräten erfahren zudem eine hohe Akzeptanz: 84 Prozent fühlen sich von ihrem Umfeld positiv aufgenommen, nur 2 Prozent berichten von negativen Erfahrungen.

Zitat: „Die Versorgung mit Hörsystemen hilft nicht nur, akustisch wieder mit dem beruflichen und privaten Umfeld in Verbindung zu treten, sondern fördert insgesamt Gesundheit und Wohlbefinden."

Dr. Stefan Zimmer, Vorstandsvorsitzender des Bundesverbandes der Hörgeräte-Industrie (BVHI)

3 Quelle: https://www.ehima.com/wp-content/uploads/2018/06/EuroTrak_2018_GERMANY.pdf

Wussten Sie das?
12 von 100 Personen in Deutschland schätzen
ihr Gehör als vermindert ein.
Dennoch tragen nicht einmal 5 von 100 Personen
in Deutschland ein Hörgerät.

(Quelle: EuroTrak Germany, 2018)

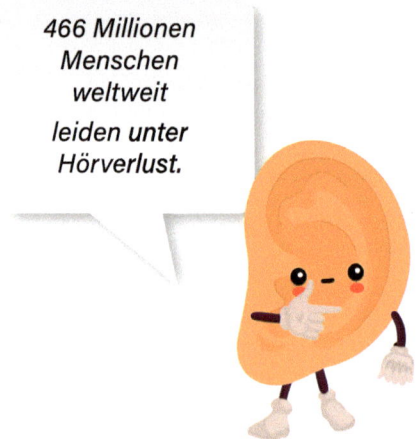

466 Millionen Menschen weltweit leiden unter Hörverlust.

Der **Welttag** des **Hörens**

Jedes Jahr am 3. März macht die WHO auf Hörminderungen aufmerksam. In Deutschland wird sie dabei vom Bundesverband der Hörgeräte-Industrie (BVHI)[4] unterstützt. Das Ziel ist, bei so vielen Menschen wie möglich Gehör zu finden, auf die Bedeutung des guten Hörens hinzuweisen und Menschen für ihren eigenen Hörsinn zu sensibilisieren.

Der Welttag des Hörens wurde im Jahr 2007 auf der Ersten Internationalen Konferenz zur Prävention und Rehabilitation von Hörminderungen in Peking ins Leben gerufen[5]. Bis 2015 hieß der Tag „International Ear Care Day". Das Motto 2020 lautet: „Hearing for life – Don't let hearing loss limit you!" („Hören fürs Leben – Lass dich vom Hörverlust nicht einschränken!")[6] .

Damit soll unterstrichen werden, dass rechtzeitige und effektive Interventionen sicherstellen können, dass Menschen mit Hörminderungen ihr volles Potenzial ausleben können.

Das Motto des deutschen Tages des Hörens im Jahr 2020 ist: „Hör nicht auf!" Damit appelliert der BVHI, durch regelmäßige Hörtests mehr Sicherheit im Alltag zu erlangen, besser zu schlafen und einem erhöhten Demenz- und Depressionsrisiko entgegenzuwirken[7]. Hintergrund ist, dass von den etwa 5,8 Millionen Erwachsenen in Deutschland, die mit Beeinträchtigungen infolge von Hörverlust leben, nur jede dritte Person etwas dagegen unternimmt. Das führt in vielen Fällen zu beruflichen Schwierigkeiten, sozialer Isolation und auch zu schwerwiegenden Folgeerkrankungen.

---

4 Quelle: https://www.bvhi.org/am-3-maerz-2019-ist-welttag-des-hoerens/

5 Quelle: https://de.wikipedia.org/wiki/Welttag_des_H%C3%B6rens

6 Quelle: https://www.who.int/pbd/deafness/world-hearing-day/en/

7 Quelle: https://welttag-des-hoerens.de/

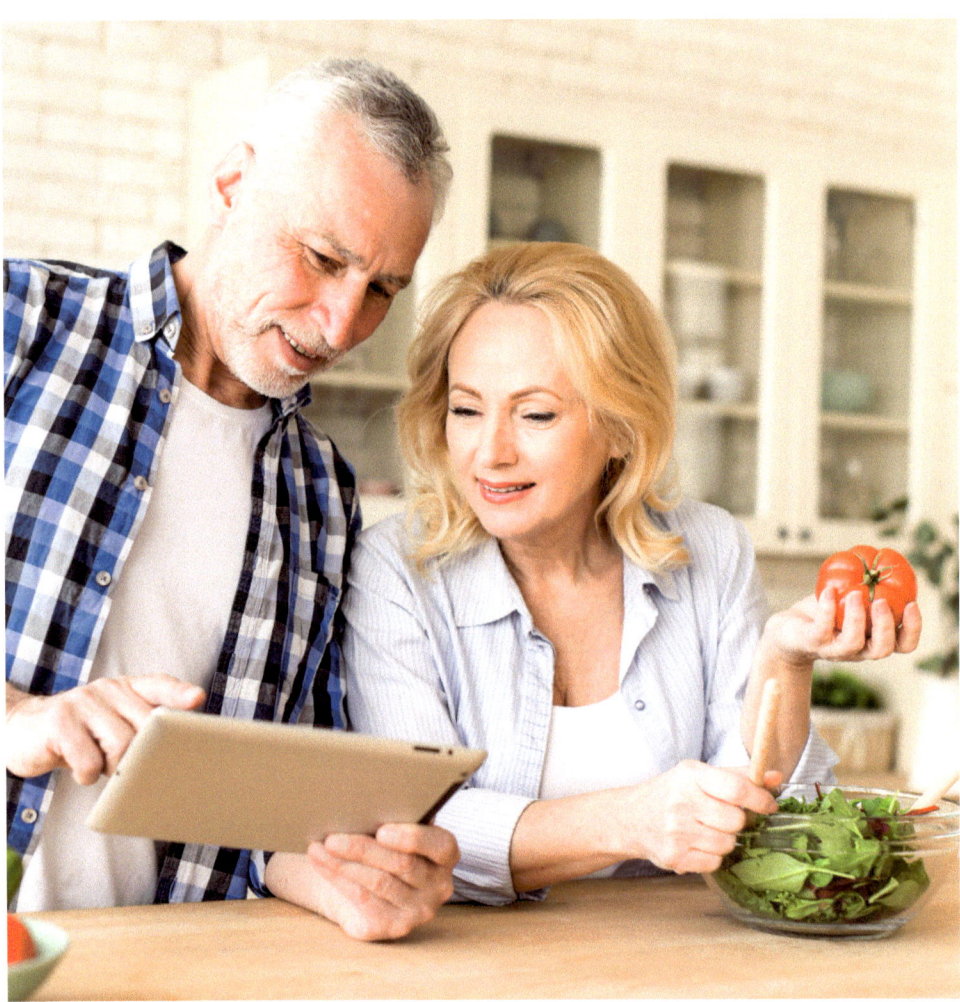

Hat man jetzt!
Das **Hörgerät** als **Lifestyle**-Produkt

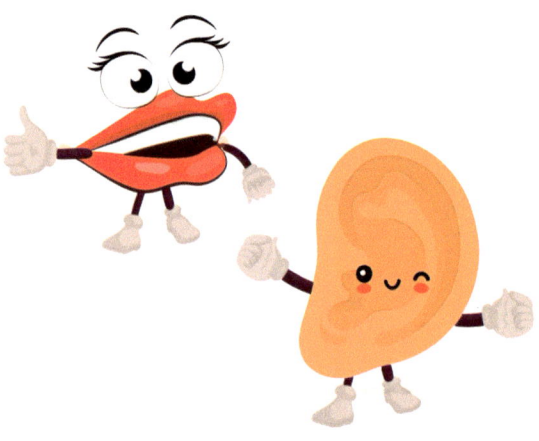

Das **Hörgerät** als modisches **Accessoire**

Ich habe es weiter vorne schon erwähnt: Hörgeräte müssen nicht auffällig sein. Für 80 bis 90 Prozent aller Kunden sind kleine, unauffällige Hörlösungen hinter dem Ohr oder sogar im Ohr möglich. So gibt es Hörgeräte aus Gold, Titan und Holz, die unauffällig und angenehm sind, da sie im Gehörgang sitzen und sich bequem anpassen. Auch kleine Hinter-dem-Ohr-Hörgeräte sind in vielen Farben und Materialien erhältlich und kaum noch wahrzunehmen. Hierzu bieten Hörakustiker eine riesige Palette für jeden Geschmack und jedes Outfit. Auch, wenn Sie einen stärkeren Hörverlust haben, muss es nicht mehr dieser hässliche beige Klotz hinter dem Ohr sein. Sie können sich für ein Modell entscheiden, das so klein ist wie eine Kaffeebohne, anstatt auf andere Art Bohnen in den Ohren zu haben. Sie können aber auch groß herauskommen und sich ein Hör-Accessoire kaufen, das Ihre Einzigartigkeit widerspiegelt – passend zu Ihrem bevorzugten Outfit oder in Ihrer Lieblingsfarbe.

Einfarbig, gemustert oder dezent – wie es Ihnen gefällt!

> **Einfarbig, gemustert oder dezent – wie es Ihnen gefällt!**

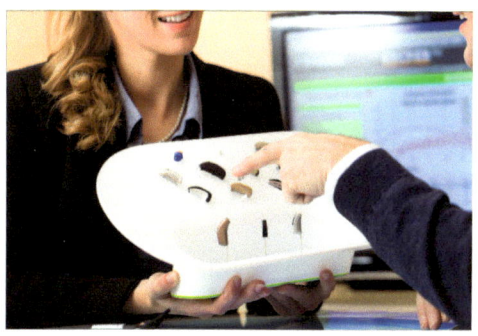

Warum Sie ein **Hörgerät** in Betracht ziehen können – selbst, wenn Sie **noch nicht** besonders schlecht hören

Der **Trend** zum **Zweitgerät**

Gerade, wenn Sie gern auf Reisen gehen, hat so ein Zweitgerät schon etwas für sich. Oder Sie brauchen ein zweites Gerät für spezielle Situationen, zum Beispiel, wenn Sie Musikliebhaber sind.

Vielleicht möchten Sie aber auch aus Modegründen mehrere Geräte haben? Eines für elegante Anlässe, eines für den Sport und vielleicht sogar ein besonderes, wenn Sie sich mit Freundinnen treffen.

Okay, so weit, dass sie sich das Hörgerät zum Outfit kaufen, sind derzeit nur ganz wenige Menschen – aber wer weiß, was die Zukunft bringt? Es haben ja auch schon immer mehr junge Menschen die Kopfhörer passend zum Rucksack.

Schmunzeln Sie gerade und denken: „Was soll denn das?" Können Sie. Doch wenn Sie erfahren, welche großartigen Features so ein Hörgerät tatsächlich hat und welche enormen Möglichkeiten sich in den kleinen, feinen Helferlein verbergen, dann werden Sie nicht nur Augen, sondern auch Ohren machen.

Abgesehen davon, dass Sie mittlerweile das Hörgerät wirklich passend zum Outfit wählen können, werden Sie staunen, auf welch vielfältige Weise Hörgeräte Ihr Alltagsleben bereichern können.

Auch Nicole, die Sie in der nächsten wahren Geschichte kennenlernen werden, hat sich überzeugen lassen. Sie kaufte ein Hörgerät, obwohl sie nur einen minimalen Hörverlust hatte. Warum? Lesen Sie selbst!

Nicole – klar hören mit dem gewissen **Extra**

Eine junge Frau von 36 Jahren, nennen wir sie Nicole, wandte sich mit dem Wunsch nach „leichterem" Hören an mich. Sie sprach von leichten Problemen beim Verstehen in störgeräuschvoller Umgebung.

Im Tonaudiogramm fanden wir keine Indikation, die dafürgesprochen hätte, dass sie ein Hörsystem benötigt. Auch ihr Sprachverstehen[8] war gut – es lag bei 90 oder gar 95 Prozent. Sie hatte also nur eine minimale Hörverschlechterung und wusste, dass das Hörsystem nicht von der Krankenkasse bezahlt würde.

Doch es war für sie, wenn sie zum Beispiel mit Freundinnen essen ging, zunehmend anstrengend, alles zu verstehen. Als Angestellte in einem größeren Softwareunternehmen ist sie häufig auf Messen unterwegs, auf denen der Geräuschpegel naturgemäß etwas höher ist. Nachdem es für sie sehr bedeutend ist, sich mit ihren Kunden klar verständigen zu können, wollte sie testen, wie sich ihr Kommunikationsverhalten durch ein Hörsystem ändert. Nach dem Testlauf war sie so positiv überrascht, dass sie sich dazu entschloss, das Hörsystem privat und ohne Kassenbeteiligung zu kaufen und dafür immerhin einen vierstelligen Betrag zu investieren.

Die Sprachhervorhebung und Störgeräuschunterdrückung des Gerätes machten gerade in lauter Umgebung einen deutlichen Unterschied. Zudem war Nicole sehr davon angetan, dass das Hörsystem sich drahtlos mit ihrem iPhone vernetzt. Und dass die Hörgeräte stylisch, klein und diskret sind, hat ihre Begeisterung noch gesteigert.

Sie benutzt es im beruflichen Kontext, wenn sie weggeht oder auch, wenn sie mit Fahrrad oder Auto unterwegs ist. In letzterem Fall ersetzt das Hörsystem ihr die Kopfhörer oder AirPods. Für Nicole sind Hörgeräte ihre täglichen Begleiter geworden und sie machen ihren Alltag deutlich komfortabler.

Dieser Fall zeigt, dass ein Hörsystem auch ein privates Hightech-Vergnügen mit smarten Funktionen darstellen kann.

Jannik Vehr, Hörakustikmeister

8 Gemäß Freiburger Einsilber-Sprachtest im Störgeräusch.

„Nach dem Testlauf war sie so positiv überrascht, dass sie sich dazu entschloss, das Hörsystem privat und ohne Kassenbeteiligung zu kaufen und dafür immerhin einen vierstelligen Betrag zu investieren."

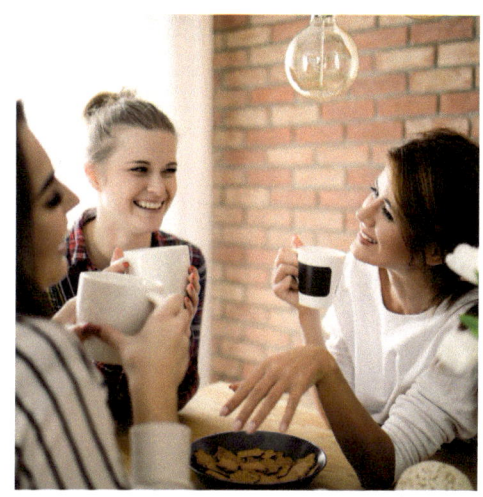

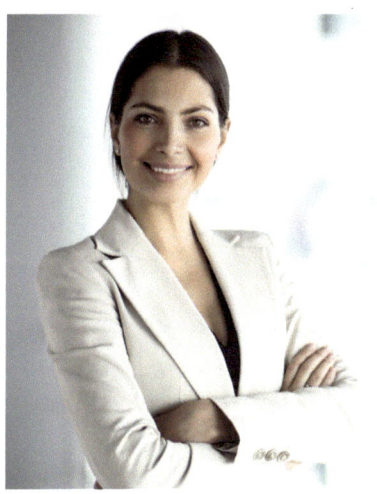

Hörgerät 2.0 – eine neue Generation mit attraktiven **Extras**

Stichwort Konnektivität: Ob iPhone, Smartphone, Alexa oder Fitness-Armband, die Konnektivität von Hörgeräten hat sich an den technischen Standard voll angepasst. Die kleinen Alleskönner lassen sich mit vielen Geräten verbinden und sogar über eine App steuern.

Das bietet technikaffinen Menschen wie auch Trendsettern ungeahnte zusätzliche Möglichkeiten, ihr Spielfeld zu erweitern. Aber was können Hörgeräte nun wirklich? Mehr, als man auf den ersten Blick glaubt! Von Sprachübersetzungen über Butlerdienste bis hin zur Lebensrettung haben diese kleinen Dinger viel drauf. Lesen Sie selbst!

Telefonieren mit beiden Ohren

Wussten Sie, dass sich das Sprachverstehen durch beidohriges Telefonieren um 22 Prozent erhöht?[9]

Mithilfe eines Hörsystems können Sie Audiosignale wie zum Beispiel Ihr Telefon, aber auch ein Tablet, einen Laptop oder ein Smartphone drahtlos direkt in Ihre Ohren übertragen lassen. In beide Ohren.

Und um dem Ganzen noch die Krone aufzusetzen: Es gibt keinen Grund mehr, sich beim Telefonieren das zweite Ohr zuzuhalten, um besser zu hören. Sie haben die Möglichkeit, mittels Stummschaltung des Mikrofons die Umgebungsgeräusche zu reduzieren.

So können Sie Ihre Gespräche in einem ruhigen Ambiente führen – selbst, wenn Sie im Großstadtdschungel unterwegs und von Baustellen- und Autolärm umgeben sind.

Und Sie sind auch dann ungestört, wenn Sie sich in einem Raum befinden, in dem viele Stimmen und Geräusche aufeinandertreffen – wie im Großraumbüro oder im Café – und es oft gar nicht einfach ist, die wichtigen Signale herauszufiltern.

---

[9] Picou E. M., Ricketts T. A. (2013): Efficacy of Hearing-Aid Based Telephone Strategies for Listeners with Moderate-to-Severe Hearing Loss. J Am Acad Audiol 24:59–70 (2013)

Picou E. M., Ricketts T. A. (2011): Comparison of Wireless and Acoustic Hearing Aid-Based Telephone Listening Strategies. Ear & Hearing, Vol. 32,2, 209–220 (2011)

Musik genießen

Natürlich funktioniert das beidohrige Hören nicht nur bei Telefonaten, sondern auch bei Musik. Und zwar nicht nur mit Unterstützung eines Smartphones oder Tablets, sondern durch Direct Streaming auch über das Hörgerät selbst.

Sie haben also immer Ihre gewünschte Musik im Ohr und können sich ganz Ihrem Genuss hingeben. Und als kleinen Bonus hören Sie zudem mehr als ohne Ihr kleines Helferlein im Ohr, denn im Unterschied zu den anderen können Sie die Umgebungsgeräusche reduzieren und sich aufs Wesentliche konzentrieren.

Mag schon sein, dass Sie Ihr perfektes Gehör verloren haben, doch dafür haben Sie mit einem modernen Hörgerät technisch die Nase vorn.

Herr H. ist Ingenieur und hatte eine Schwerhörigkeit von 15 bis 20 Prozent. Seine ersten Erfahrungen mit Hörgeräten waren nicht ganz unkompliziert und es dauerte eine Zeit lang – ein gutes halbes Jahr –, bis wir seine Hörgeräte so angepasst hatten, dass sie ihm eine fast 100%ige Hörleistung bieten konnten.

Nachdem Herr H. Musik sehr liebt, sind die Hörgeräte auch privat enorm wichtig für ihn, um die feinen Nuancen der klassischen Musik hören zu können. Er singt auch wieder aktiv im Kirchenchor und er sagt, dadurch sei sein „Ich" wieder zurückgekommen.

Fabian Böhm, Inhaber Böhm Hörakustik und Social-Media-Experte

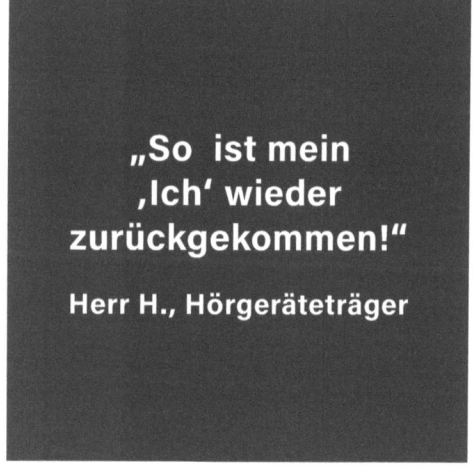

„So ist mein ‚Ich' wieder zurückgekommen!"

Herr H., Hörgeräteträger

Fernsehen

Kennen Sie die Situation? Sie schauen gemeinsam mit Ihrem Partner oder Ihrer Partnerin, Ihren Eltern oder Freunden fern.

Der Fernseher dröhnt aus Leibeskräften und irgendeiner ruft: „Können wir das ein bisschen leiser drehen?" Sie sind da allerdings dagegen, denn Sie möchten ja alles mitbekommen.

Ich persönlich kenne sogar Paare, die den gleichen Film gleichzeitig in zwei unterschiedlichen Räumen ansehen. Doch wäre es nicht schöner, gemeinsam auf dem Sofa zu sitzen, miteinander zu lachen – und alles zu verstehen, was im Film abgeht?

Die Bedürfnisse, was das Hören betrifft, sind von Mensch zu Mensch unterschiedlich. Dennoch möchten wir uns auch mal was mit unseren Liebsten gemeinsam ansehen, ohne dass einer nichts versteht oder dem anderen die Ohren dröhnen.

Und trotzdem nützt der lautere Ton demjenigen, der schwer hört, meist nicht viel, weil er dennoch nicht mehr versteht.

Gerade bei den neuen Fernsehgeräten, die die Lautsprecher auf der Rückseite haben, wird der Ton durch erhöhte Lautstärke nicht klarer. Hörgeräteträger sind hier deutlich im Vorteil, denn sie bekommen den Ton direkt ins Ohr, anstatt den Umweg über den Lautsprecher machen zu müssen.

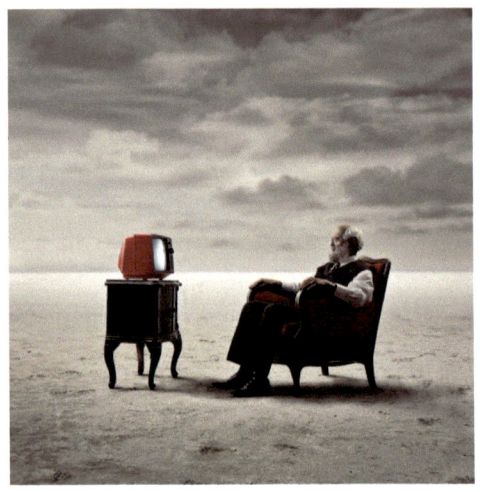

Übersetzen

Do you speak English?

Okay, das war vielleicht noch einfach. Aber wie sieht es aus mit:

Parlez-vous français?

Beszélsz magyarul? (ungarisch)

你会说中文吗？ (chinesisch)

Pratar du svenska? (schwedisch)

Mówisz po polsku? (polnisch)

Die gute Nachricht: Ihr Hörgerät kann alle diese Sprachen und noch viele mehr erkennen.[10] Und nicht nur das – es teilt dieses Wissen auch mit Ihnen und übersetzt für Sie. Durch ein Speech-to-Text-System schreibt die App alles mit, und beide Gesprächspartner können auf dem Handy das Gesagte ablesen.

Es funktioniert ähnlich wie ein Google-Übersetzer – auch hier sind Sie mit einem Hörgerät ganz klar im Vorteil gegenüber einem Nicht-Hörgeräteträger.

So können Sie sich ganz lässig auch in der Sahara nach dem Weg in die nächste Oase erkundigen, in Athen einen Cocktail bestellen oder sich in Finnland zur Sauna durchfragen. Die Technologie mag noch nicht völlig ausgereift sein, aber der Trend geht dahin und es wird nicht mehr lange dauern, bis das System perfekt funktioniert.

---

10 Bei den 27 Sprachen handelt es sich um:
Arabisch, Chinesisch, Dänisch, Deutsch, Englisch, Finnisch, Französisch, Griechisch, Hebräisch, Hindi, Indonesisch, Italienisch, Japanisch, Koreanisch, Niederländisch, Norwegisch Bokmål, Polnisch, Portugiesisch, Rumänisch, Russisch, Schwedisch, Slowakisch, Spanisch, Thai, Tschechisch, Türkisch, Ungarisch.

Fitnesstracking

Viele Menschen, die sich um ihren Körper kümmern, führen Buch: Wie viele Kilometer sind sie gelaufen? Haben sie die adäquate Anzahl von Schritten für diesen Tag zusammen? Wie viele Kalorien haben sie dabei verbraucht? Und wie sieht es mit dem Puls aus?

Wenn Sie zu diesen Körperbewussten gehören, habe ich eine freudige Mitteilung für Sie: Manche Hörgeräte können dank eingebauter Sensortechnik heutzutage auch das.

Sie steuern Ihre Gesundheitsfunktionen mittels einer App auf Ihrem Handy – so wird das moderne Hörgerät auch zu einem Begleiter für Fitness und Wohlbefinden weit über das Hören hinaus. Zudem können Sie – falls Sie das möchten – alle Ihre Gesundheitsdaten übersichtlich zusammenfassen und bei Bedarf abrufen.

Sie haben also eine zusätzliche Motivation, noch gesünder zu leben, und behalten dabei locker Ihre Ziele im Blick. Die Apps sind natürlich auch mit der Apple Watch und anderen Funktionsuhren kompatibel.

„Alexa, wie wird das Wetter?"

Etliche Hörgeräte lassen sich mittlerweile schon völlig unkompliziert mit jedem Smartphone, Fernseher der neueren Generationen und Geräten wie „Alexa" von Amazon und ihren virtuellen „Kolleginnen" verbinden. Das bedeutet, Sie können den Sprachassistenten verwenden, um Telefonate, Musik und mehr zu streamen, und profitieren von einer ausgezeichneten und ungestörten Klangqualität. Zudem können Sie mit einem Fingertipp nach dem Wetter fragen, die Temperatur in Ihrer Wohnung regeln oder im Falle des Falles Ihr smartes Türschloss an der Eingangstür entriegeln.

„Und wie komme ich zum Jungfernstieg?"

Falls Sie in Hamburg leben, werden Sie vermutlich keine Navigationshilfe brauchen, um diesen zentralen Platz ausfindig zu machen. Wenn Sie sich jedoch in einer fremden Stadt aufhalten, dann kann ein kleiner Mann im Ohr, der Ihnen den Weg ansagt, durchaus angenehm sein – überhaupt, wenn die Sonne strahlend scheint und Sie auf dem Display Ihres Smartphones nichts erkennen oder wenn Sie Ihre Lesebrille vergessen haben.

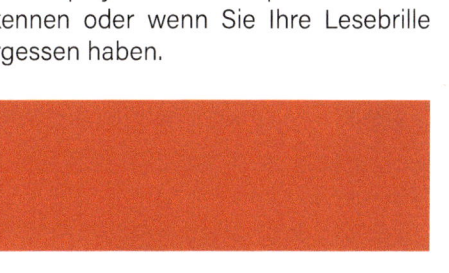

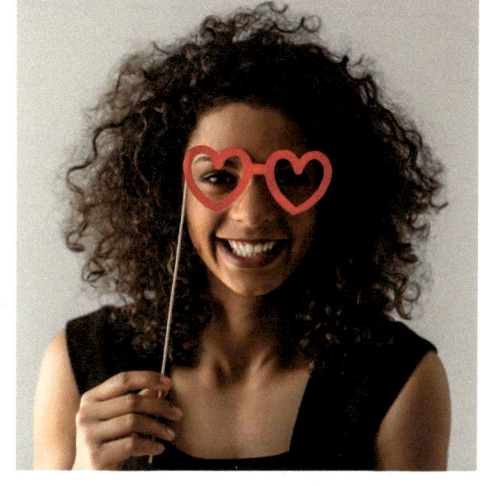

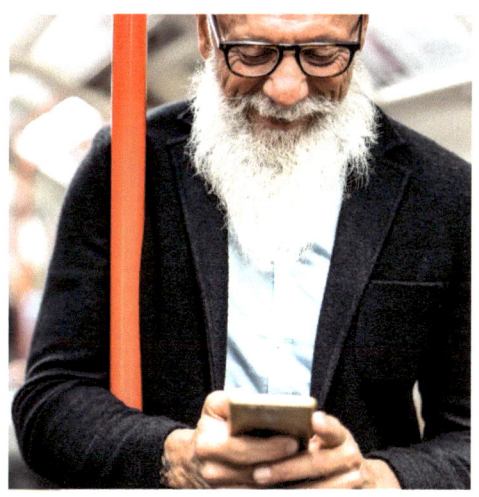

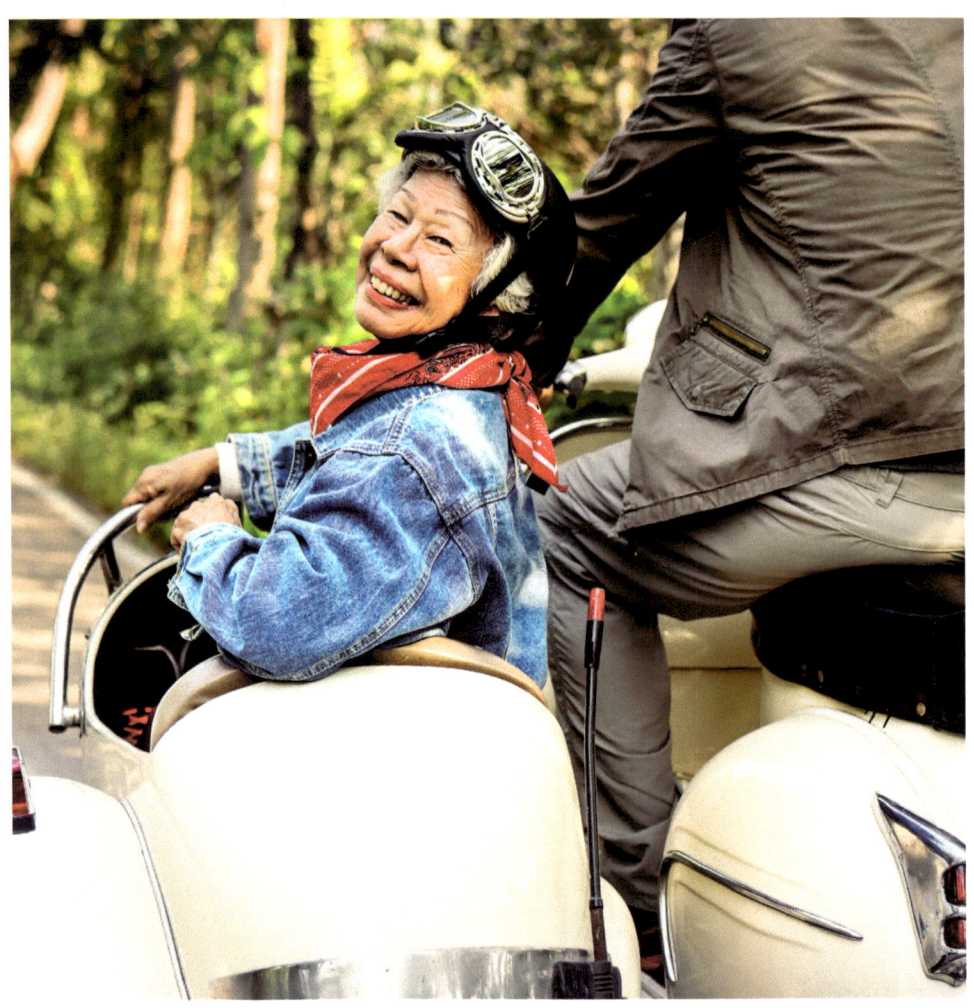

Das **Leben**
genießen
können

Energie freisetzen

Jeder Mensch hat nur begrenzt Energie. Und leider ist es so, dass diese Energie weniger wird, je älter wir werden.

Das heißt, wir benötigen für die Dinge des Alltags mit 50 schon einiges an Energie, worüber wir mit 20 nicht mal nachdenken mussten. Nehmen Sie das bekannte Beispiel mit dem Weggehen: Mit 20 können wir uns die Nacht um die Ohren schlagen – oder auch mehrere – und danach frisch-fröhlich arbeiten gehen.

Mit 50 hängt uns ein Hangover meist nicht nur einen Tag, sondern bis zu einer Woche nach. Die Regenerationszeiten erhöhen sich mit jedem Jahr, das ins Land streicht.

Gerade deshalb ist es unermesslich wichtig, Energie dort zu sparen, wo es uns leichtfällt.

Auch Zuhören und Hinhören sind mit einem beträchtlichen Energieaufwand verbunden, speziell in lauterer Umgebung. Und wenn wir nicht alles oder nicht leicht hören, dann steigt dieser Energieverbrauch noch zusätzlich an.

Bekanntlich verbraucht unser Gehirn ca. 25 Prozent unserer gesamten Energie. Das Gehirn muss nun noch das Gesagte und nicht ganz richtig Verstandene umrechnen, um den Inhalt für uns zu übersetzen. Vielleicht muss es in Sekundenbruchteilen Tausende Möglichkeiten ausprobieren, bis es etwas gefunden hat, das plausibel ist. Das bedeutet für uns: Allein dadurch, dass wir schlechter hören, verbrauchen wir wesentlich mehr Energie, die uns an anderer Stelle fehlt.

Um den Kopf für die schönen Dinge im Leben freizubekommen, ist es also wichtig, jede Erleichterung, die uns geboten wird, wahrzunehmen. Das Leben wird ohnehin immer fordernder, es gibt immer mehr Eindrücke, wir müssen immer schneller reagieren, mehr kommunizieren und auch in reiferen Jahren immer wieder Neues lernen. Man denke nur an all die Automaten, die tagtäglich dazukommen. Fahrscheinautomaten, Buchungen übers Internet, Bankomaten, Paketaufgabeautomaten und vieles mehr fordern unsere Aufmerksamkeit und Energie. Wenn wir uns also das Leben leichter machen können, dann sollten wir das nach Möglichkeit tun.

Endlich wieder **rocken**, bis der **Arzt** kommt!

Ein Kunde kam zum Kontrolltermin, nachdem er seine ersten Hörgeräte bekommen hatte. Auf meine Frage „Wie war es?" kam die vielsagende Antwort: „Gut."

„Ist Ihnen etwas aufgefallen?" Seine Antwort: „Nein."

Meine Frage: „Hat es Ihnen gefallen?" – „War okay."

Meine Frage: „Gibt es etwas, das ich besser einstellen soll?" – „Nein."

Meine Frage: „Sind Sie zufrieden?" – „Ist okay."

Kurz gesagt: Egal, was ich fragte, es kamen nur einsilbige Antworten ohne wirklichen Inhalt. Nachdem es so noch mit einigen Fragen hin- und herging, wusste ich immer noch nicht mehr.

Schließlich versuchte ich noch eine letzte Frage: „Ist Ihnen in der Woche irgendetwas besonders aufgefallen?"

Seine Antwort: „Nein. Doch – warten Sie … Ich bin auf der Feier nicht um Mitternacht gegangen, wie ich es sonst immer mache, sondern erst morgens um fünf. Ich wurde nicht müde und konnte die Feier einfach genießen!"

Er konnte alles einfach verstehen, ohne sich anzustrengen, dadurch hatte er wesentlich mehr Energie als sonst und konnte die Fete besser genießen. Dieser Punkt war für ihn wesentlich, da er als Motorradfahrer immer wieder mit der Clique feiern geht und ihm die Hörgeräte dabei die Freiheit geben, wieder ganz dabei zu sein.

Birgit Kämmerling-Bogusch,
Hörakustikerin und Hörgeräteträgerin

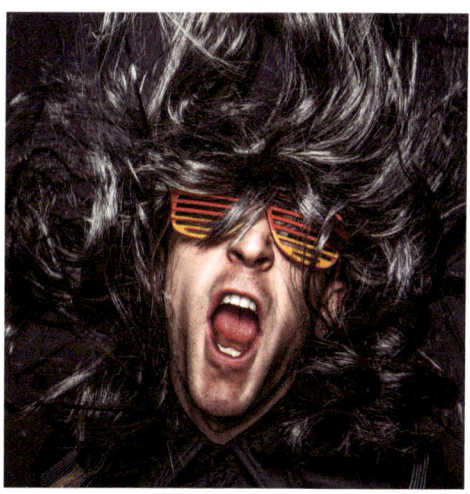

Tinnitus mildern

Manchmal ist es aber gar nicht nur das, was wir dazubekommen, was unsere Lebensqualität erhöht – oft geht es auch um das, was wegfällt. Es gibt wesentlich mehr Menschen mit Tinnitus, als man gemeinhin annimmt. Gerade deswegen, weil viele ihn einfach hinnehmen und nicht darüber sprechen. Hier können Hörgeräte eine doppelt positive Funktion annehmen. Einerseits geht mit Tinnitus oft eine leichte Schwerhörigkeit einher, der man entgegenwirken kann – warum dies im Alltag so wichtig ist, darauf gehe ich später noch ein. Andererseits bieten manche Hörgeräte einen sogenannten Tinnitus Noiser an, also einen Ton, der sich so über den Tinnitus drüberlegt, dass dieser nicht mehr wahrnehmbar ist. Für viele Menschen, die jahrelang ein Summen oder Pfeifen im Ohr hatten, kann das eine wahre Erlösung sein!

Vor einigen Jahren lernte ich im Rahmen eines Kosmetik-Events einen Visagisten kennen und wir plauderten ein wenig. Unter anderem kam die Rede auf meinen Beruf.

Er erzählte mir, dass er viele Jahre lang immer unter seinem Tinnitus gelitten hatte. Dieser war nicht besonders stark, aber dennoch nervig. Eines Tages flog ihm ein Kanarienvogel zu und nach einiger Zeit verschwand sein Tinnitus. Das Singen des Kanarienvogels hatte sich so über seinen eigenen Ton im Ohr gelegt, dass er beschwerdefrei war.

Genau auf diese Art arbeiten auch die Tinnitus Noiser. Sie erzeugen einen Ton, der nicht stört und vom Gehirn bald völlig ausgeblendet werden kann. Und damit kann auch das Geräusch im Ohr verschwinden.

Teilhaben statt **Teilnahmslosigkeit**

Viele Hörgeräteträger berichten, wie sehr sich ihr Selbstbewusstsein gehoben hat, seit sie wieder alles hören und vor allem verstehen können, was gesprochen wird. Sie fühlen sich wieder mittendrin, anstatt nur daneben zu sitzen und Bahnhof zu verstehen. Ein Kunde von Fabian Böhm brachte es auf den Punkt:

„Da bin ich wieder ein echter Mensch geworden!"

Theater, Kirche, Kino und Musik**genuss**

Sie lieben Theater? Oder Sie genießen die Aufführungen im Opernhaus? Vielleicht lieben Sie es aber auch, sich ins Kino zu setzen und sich einen Actionfilm reinzuziehen? Sie gehen vielleicht auch ab und zu in die Kirche – und wenn es nur zu Weihnachten und Ostern ist?

Das einzig Unangenehme ist, dass man an keinem dieser Plätze den Ton lauter drehen kann. Irgendwie haben die Sängerinnen auch schon mal weniger genuschelt. Und der Hamlet-Darsteller, der spricht überhaupt eine fremde Sprache, oder? Die Predigt von der Kanzel ist akustisch auch kein Highlight. Filigrane Töne in der Musik können Sie ohnehin schwerer oder gar nicht mehr differenzieren, wenn das Gehör nachlässt – und so wird die schönste Symphonie zu einem Abziehbild ihrer selbst.

Stellen Sie sich vor, das ganz persönlich gesprochene Jawort Ihrer Enkelin oder das Heiratsgelübde Ihres Sohnes geht an Ihnen vorbei, weil Sie es nicht verstehen können. Wenn Sie wieder klar und deutlich mitbekommen möchten, was sich vorne abspielt, dann empfehle ich dringend einen Besuch beim Hörakustiker.

Musik machen

Doch auch beim aktiven Musizieren können Sie durch ein Hörgerät enorm profitieren. So wie Edmund, Hörakustiker aus Wien.

Wenn ich Saxophon spiele, können viele Menschen gar nicht glauben, dass ich eine Hörminderung habe. Natürlich ist es selbst mit modernsten Hörgeräten schwieriger als für Normalhörende, die richtige Intonation zu treffen. Aber mit Übung gelingen auch die Auftritte mit dem Orchester.
Ich spiele im Ensemble eines Kirchenchors in Wien abwechselnd Klarinette und Saxophon. Wir spielen zu Weihnachten, Ostern und anderen kirchlichen Anlässen klassische Messen, z. B. von Mozart, Schubert, Haydn etc.
Aber auch moderne Messen haben wir schon aufgeführt, wie eine Messe mit Liedern von den Beatles, die unser Chorleiter zu einer Messe zusammengefügt, arrangiert und die Texte dazu geschrieben hat. Eine Gospelmesse haben wir ebenfalls schon aufgeführt und zwischendurch gibt es dann jedes Jahr ein bis zwei Konzerte. Einmal hat unser Chorleiter sogar ein Musical geschrieben, das sehr gut beim Publikum ankam.

Die **feinen** Töne der **Natur**

Ohne Hörgeräte wäre es mir nicht möglich, dabei mitzuwirken. Ich möchte noch erwähnen, dass ich zum Musizieren andere Hörgeräte – mit einem speziellen Musikprogramm – verwende als im Alltag.

Wir feiern heuer den 250. Geburtstag von Ludwig van Beethoven, der bekanntlich schon mit 28 schwerhörig und später sogar taub war. Wie viel glücklicher wäre sein Leben wohl verlaufen, wenn er damals bereits Hörgeräte in der heutigen Qualität zur Verfügung gehabt hätte!

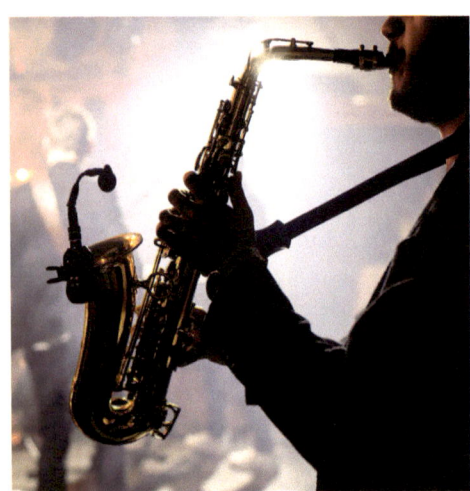

Vielen Menschen kommt das Gehör so langsam abhanden, dass sie lange Zeit gar nicht bemerken, was ihnen alles fehlt. So sind sie völlig erstaunt, wenn sie dann mit Hörgerät in der Natur unterwegs sind – was es da alles zu hören gibt!

Einer meiner Kunden war viele Jahre lang als Lehrer tätig. Unter anderem bemerkte er seine beginnende Schwerhörigkeit, weil er beim Unterricht den Abstand zu seinen Schülern verringern musste, um sie besser zu verstehen. Auch in Gesellschaft wurde es schwierig, wenn Nebengeräusche auftauchten oder an einem Tisch mehrere Gespräche gleichzeitig stattfanden. Zu mir ist er über seine Schwiegermutter gekommen, die meine Kundin ist.

Er war sofort begeistert über die Möglichkeiten eines modernen Hörgerätes. Mir ist es immer wichtig, auch etwas über das Private meiner Kunden zu erfahren, damit ich besser auf sie eingehen kann.

Von Herrn L. erfuhr ich, dass er passionierter Geocacher ist. Er sucht also mittels GPS-Geräten „Schätze", die von anderen versteckt wurden, und hinterlässt an den Fundstellen Schätze für andere – man könnte das Geocaching quasi als moderne Form der Schatzsuche bezeichnen.

Nachdem er sein neues Hörgerät bekommen hatte, war er sehr berührt darüber, dass er plötzlich wieder das Rauschen des Wassers, das Zwitschern der Vögel und alle anderen Naturgeräusche wahrnehmen konnte. Er hatte sie zuvor nicht mehr gehört.

Nun hört er ein Wirrwarr von Vogelstimmen, während es zuletzt nur noch eine Amsel mit ihrer aufdringlichen Stimme gewesen war, die zu ihm durchgedrungen war.

Er kann die hohen Frequenzen wieder wahrnehmen.

Herr L. sagt heute: „Glauben Sie den anderen – die sprechen laut genug. Gehen Sie zum Hörakustiker und lassen Sie sich untersuchen!"

Fabian Böhm, Inhaber Böhm Hörakustik und Social-Media-Experte

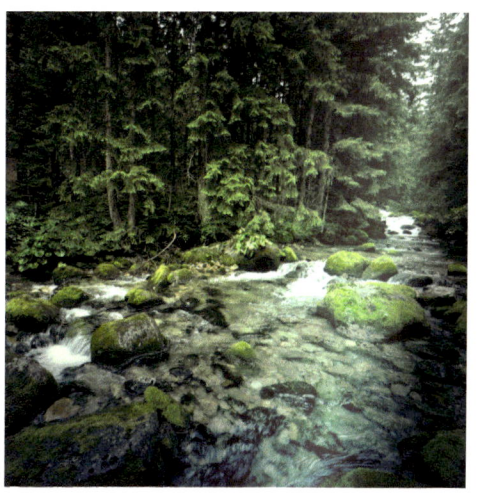

„Glauben Sie den anderen – die sprechen laut genug. Gehen Sie zum Hörakustiker und lassen Sie sich untersuchen!"

Herr L., Hörgeräteträger

Frust statt **Lust**

Manchmal mag es ganz angenehm sein, nicht alles zu hören. Doch stellen Sie sich vor, Sie haben ein romantisches Treffen. Sie sitzen zu zweit mit Ihrer neuen Flamme ganz kitschig bei Kerzenschein und einem Glas Wein in einem Lokal. Ihr Gegenüber nimmt einen Schluck aus dem Glas, beugt sich vor, schaut Sie fragend an und sagt ... ja, was eigentlich?

„Ich mag lieber Bier."

Oder vielleicht:

„Zu dir oder zu mir?"

Oder:

„Warst du schon öfter hier?"

Wenn Sie es nicht verstehen, kann das höchst peinlich sein. Speziell dann, wenn Sie das Gefühl haben, dass eine Antwort erwartet wird. Hier nachzufragen kann unangenehm und möglicherweise ein Lustkiller sein. Und stellen Sie sich vor, Sie verpassen gar die berühmten drei Worte! Ihr Geliebter oder Ihre Gefährtin sagt: „Ich liebe dich!", und Sie reagieren nicht, weil Sie es nicht hören. Oder umgekehrt: Sie glauben, es gehört zu haben, und sagen darauf etwas wie „Ich dich auch" – dabei ging es um etwas ganz anderes.

Mit einem Kunden sprach ich über das Thema Hören und ich fragte ihn, was er sich am meisten wünscht.

„Wenn ich Ihnen das anvertrauen darf: mehr Sex und erotische Erlebnisse mit meiner Frau. Nachdem ich jetzt schlechter höre, ist das alles in den Hintergrund getreten. Mein größter Herzenswunsch ist, dass ich wieder das Leben – auch in erotischer Hinsicht – mit meiner Frau genießen kann."

Mandy Neubert, Hörakustikerin

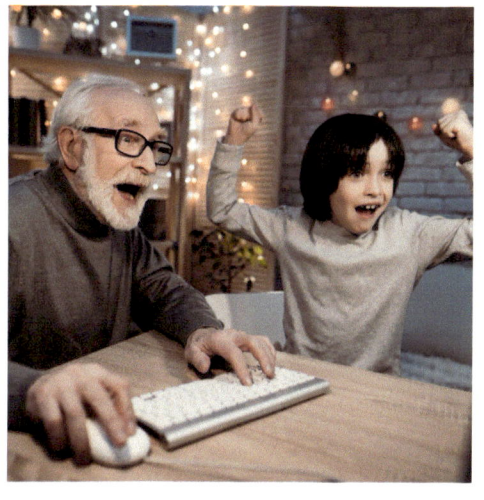

> „Mein Enkelkind hat zu mir gesagt: ‚Opa, ich hab dich lieb!' – und ich hab's nicht verstanden und musste nachfragen. Das hat mich traurig gemacht."
>
> **Ein Kunde**

Kindermund tut Liebe kund

Wie geht es Ihnen, wenn Ihnen Ihr Enkel etwas ins Ohr flüstert? Möchten Sie da nachfragen müssen?

Ich war tatsächlich dabei, als ein älterer Herr zu einem meiner Kunden ins Geschäft kam und erzählte: „Mein Enkelkind hat zu mir gesagt: ‚Opa, ich hab dich lieb!' – und ich hab's nicht verstanden und musste nachfragen. Das hat mich traurig gemacht."

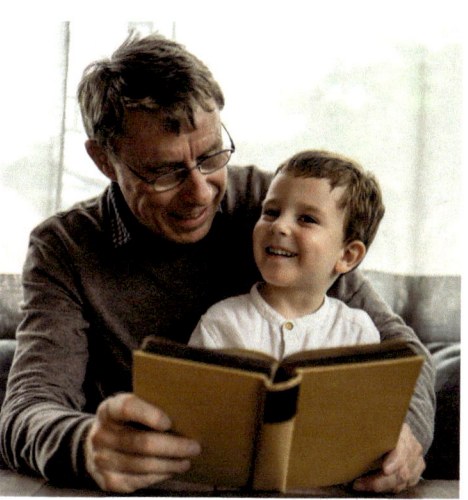

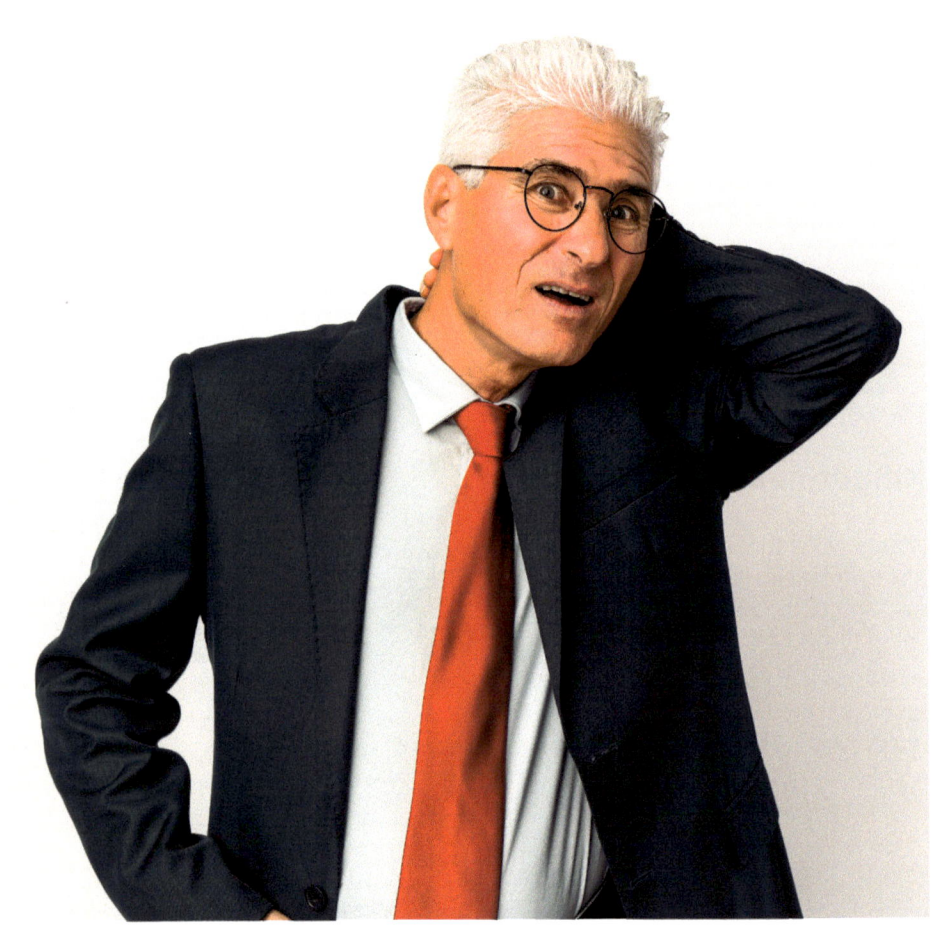

Wer nicht **hören** kann, muss das **lesen**

Die 13 berühmtesten **Sprüche** und **Ausreden** rund ums schlechte Hören

Eine Frage des **Selbstwerts**

Eine der großen Herausforderungen, wenn man älter wird, ist das Selbstwertgefühl. Der Körper tut nicht mehr ganz das, was er mit 20 getan hat, die ersten Fältchen – oder gar Falten – kommen. Die „Jungen" verstehen wir nicht immer. Sie sind uns zu schnell, zu chaotisch, zu anders. Wir möchten aber doch noch nicht zum alten Eisen gehören, denn: So alt sind wir nun auch wieder nicht! Wenn wir dann von den Gesprächen unserer Kinder oder Enkel nur noch die Hälfte verstehen, wenn diese von „Streamen" und „Netflix" und „Tinder" reden, dann hilft es uns schon sehr, wenn wir wenigstens die Worte klar verstehen.

Die folgende Geschichte habe ich vor Kurzem erzählt bekommen:

„Meine eigene Oma hat schlecht gehört, und als Kinder bekamen wir unmittelbar mit, dass sie immer das Gefühl hatte, dass man sie nicht für voll nimmt. Entsprechend war sie oft zornig, wenn wir gelacht haben – auch, wenn es gar nicht um sie ging. Sie verstand es ja nicht. Oft rief sie dann empört: ‚Ich bin ja nicht doof!'

Das war sie auch nicht. Dennoch wurde sie immer hektischer, immer misstrauischer und dachte sehr oft, dass wir über sie lachen, wenn wir eigentlich über ganz andere Themen geplaudert und gelacht haben. Sie hat das Hörgerät einfach verweigert, weil es unbequem sei und zur damaligen Zeit auch noch nicht so hoffähig war wie heute. Handelte es sich vor 40 Jahren doch tatsächlich noch um auffällige beige ‚Krücken', die meist nur uralte Menschen trugen. Dennoch litt die Omi offensichtlich darunter, nicht alles mitzubekommen."

Mittlerweile sind 45 Jahre vergangen und gottlob ist es heutzutage nicht mehr nötig, sich für ein Hörgerät zu schämen oder darunter zu leiden, weil die Technik schon wesentlich fortgeschritten ist!

Verleugnung

Wir alle werden älter, und nur die wenigsten von uns wissen das zu schätzen. Wir wollen es einfach nicht wahrhaben!

Natürlich sind wir traurig, wenn wir etwas verlieren, seien es unsere Adleraugen, sei es unsere Jugendlichkeit, sei es unser Gehör.

Doch bevor wir uns eingestehen, dass sich etwas geändert hat, tun wir lieber so, als wäre nichts geschehen, und lassen den „Weichspüler" drüberlaufen. Wir kämpfen auf allen Fronten gegen die Zeichen des Älterwerdens an: Botox, Hyaluron, Kontaktlinsen, Schönheits-OPs. Wenn wir schon älter werden, dann soll das zumindest niemand sehen.

Zuerst kommt meist die Gleitsichtbrille – für viele Menschen schon ein Zugeständnis an die eigene Endlichkeit. Wie peinlich ist das denn – jetzt werde ich alt! Und dann beginnt die Schwerhörigkeit. Brille, okay, das geht ja noch. Aber ein Hörgerät tragen? Nur über meine Leiche! Also suchen wir die Schuld bei allen anderen. Die Fernsehsprecher, die nuscheln, der Nachbar, der just in dem Moment bohrt, in dem etwas Wichtiges gesagt wird, die anderen, die alle immer leiser reden. Alle sind schuld, bloß wir selbst nicht.

Nachvollziehbar, sicher – aber irgendwann sollten wir, in unserem eigenen Interesse, der Wahrheit ins Auge (oder ins Ohr) blicken: Unser Gehör lässt ebenso nach wie alles andere.

Lesen Sie dazu die Geschichte von Birgit Kämmerling-Bogusch, Hörakustikerin und Hörgeräteträgerin, die sich selbst als Profi nicht immer leichtgetan hat, ihr Hörgerät zu akzeptieren.

Ein **Hörgerät**?
Brauch ich nicht! **Oder doch** ...?

Eine Geschichte aus dem Leben einer Hörakustikerin

Ich bin Hörgeräteakustikerin – und Hörgeräteträgerin. Und auch für mich war es nicht lustig, mir einzugestehen, dass es Zeit wurde, (wieder) zu einem Hörgerät zu greifen. Nach einer Kortisonbehandlung wegen eines Hörsturzes kam ich einige Zeit ohne aus, doch irgendwann bemerkte ich, dass mein Gehör langsam wieder schlechter wurde. An meinem Arbeitsplatz fiel das vorerst nicht auf – immerhin sind die Menschen, mit denen ich zu tun habe, großteils selbst schwerhörig und reden daher laut.

In meiner Freizeit hingegen sah das ein bisschen anders aus.

Eine meiner liebsten Beschäftigungen ist

das „therapeutische Misten" im Reitstall. Nun bin ich im Reitstall meiner Wahl selten allein. Zehn Boxen stehen da in einer Reihe und es gibt immer ein Gewimmel an Reitern und Reiterinnen, die sich fröhlich miteinander austauschen. Natürlich wollte ich nichts verpassen. Das angestrengte Lauschen macht das therapeutische Misten übrigens wesentlich weniger entspannend!

Als ich wieder mal am Misten war, dachte ich, meinen Namen gehört zu haben, also sprang ich mit der Forke in der Hand aus der Box und fragte: „Hat mich jemand gerufen?"

Meine Boxnachbarin erwiderte: „Nein, es geht nicht um dich", also verschwand ich wieder in der Box und schichtete weiter Mist auf die Karre.

Die Unterhaltung in der Stallgasse ging weiter und ich versuchte weiterhin zuzuhören. Ich hörte etwas von einem Ausritt am folgenden Sonntag, also schoss ich wieder aus meiner Box hervor. „Sonntag habe ich Zeit, ich möchte auch mitreiten." – „Das ist doch nur für die Schulpferdreiter, also nichts für dich."

Mist, schon wieder falsch! Ein blödes Gefühl und überaus anstrengend, dabei wollte ich doch meine Pause und Entspannung genießen! Ich vertiefte mich in meine Arbeit, mistete in Ruhe weiter und achtete nicht mehr auf die anderen.

„Hey, Birgit, was ist mit dir? Was meinst du?" Wie? Was? Habe ich jetzt doch etwas Wichtiges überhört?

Ich sprang also wieder aus meiner Box und antwortete: „Ich habe euch leider nicht zugehört." Alles lachte – ich selbst fand es allerdings weniger lustig. Leider war diese Situation kein Einzelfall. Doch fürs Erste schob ich mein schlechtes Hören auf den anstrengenden Arbeitstag ...

Birgit Kämmerling-Bogusch,
Hörakustikerin und Hörgeräteträgerin

Doch nun lassen Sie uns mit den besten Ausreden rund ums schlechte Hören loslegen.

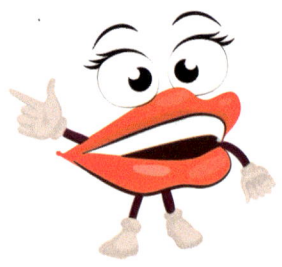
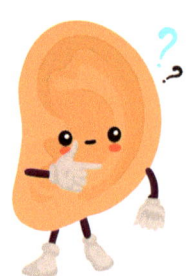

1

> „**Nein**, dann bin ich **wirklich** alt!"

Sind Sie nicht. Ich habe es schon ein paarmal im Rahmen dieses Buches angesprochen. Ich sage es Ihnen gerne nochmals:

Schwerhörigkeit ist nicht zwingend eine Erscheinung des Alters.

Helmut Hamlitsch, ein lieber Bekannter und Hörakustiker in Wien, erzählt:

Der Altersschnitt bei meinen Kunden und Kundinnen liegt bei Anfang bis Mitte 40. Natürlich gibt es auch ältere Herrschaften, die sich bei mir ihr erstes Hörgerät holen, doch der Großteil der Betroffenen ist beim Erstbesuch deutlich jünger als 50. Es gibt auch einige Menschen, die ich seit ihrer Kindheit betreue. Wer also sagt, dass schlechtes Hören automatisch mit dem Alter zu tun hat, irrt sich gewaltig!

Altersschwerhörigkeit

Auch die Bezeichnung „Altersschwerhörigkeit" (Presbyakusis) ist enorm irreführend, denn in Wirklichkeit trifft sie die meisten von uns zu einem Zeitpunkt, zu dem wir noch mitten im Leben stehen.

Dazu möchte ich Ihnen zweierlei mitteilen:

- Wir altern, sobald wir auf die Welt kommen. Und schon ab Mitte zwanzig, Anfang dreißig geht es bergab. Nun läuft der Alterungsprozess zwar bei jedem Menschen in einer anderen Geschwindigkeit ab und wird von diversen Faktoren positiv oder negativ beeinflusst. Doch aufgehalten kann er nicht werden, außer durch vorzeitigen Tod.

- Der zweite Punkt ist schon im ersten versteckt. Wir können die Geschwindigkeit unseres Alterungsprozesses beeinflussen: durch gesunde Ernährung, Bewegung, Stressreduktion, ausreichend Schlaf ... Sie kennen diesen Sermon sicherlich.

Sie fühlen sich möglicherweise super fit – und sind es wahrscheinlich auch –, dennoch werden Sie immer wieder mal gefragt, ob Sie schlecht hören. Brutal, ich weiß – jedoch ...

Tragen Sie eigentlich eine Brille? Oder finden Sie, dass Sie gutes Sehen mit Unterstützung ebenfalls alt macht?

Das **Alter** des Gehörs

Wenn nichts dazwischenkommt, ist das menschliche Gehör bis zum 30. oder 40. Lebensjahr in einer super Verfassung. Danach geht es langsam bergab. Dafür verantwortlich ist ein Prozess, der meist beide Ohren in gleicher Weise betrifft. Durch Abnützung der Haarzellen im Innenohr kommt es zu einer Verminderung des Hörvermögens. Auch das verläuft nicht bei jedem Menschen im selben Tempo, denn es geht um Abnutzung, nicht um die Jahre des Gebrauchs.

Je mehr wir am Arbeitsplatz, im privaten Umfeld und auch durch das Hören von überlauter Musik aus Kopfhörern Lärm ausgesetzt sind, desto früher wird unser Gehör tendenziell nachlassen. Wenn Sie also in einer ruhigen Umgebung leben, ruhige Hobbys pflegen und auch Ihr Arbeitsplatz eher Büro als Maschinenhalle ist oder war, dann stehen Ihre Chancen gut, dass Ihre Ohren Ihnen länger gute Dienste leisten.

Eine „**neue**" Generation: die **Babyboomer**

Bis vor Kurzem lag das Durchschnittsalter des Hörgerätebenutzers laut Hörakustikern bei 74 Jahren, aktuell liegt es 69,5. Doch das wird sich schon bald ändern, denn nun kommen die Babyboomer in ein Alter, in dem die ersten Hörschwächen auftreten, und diese Generation unterscheidet sich von ihren Vorgängergenerationen durch eine wesentlich höhere Aufgeschlossenheit und den Mut zum Neuen.

Menschen dieser Altersgruppe gehen schon ganz anders mit dem Thema „Hörgerät" um. Man könnte sagen, sie nehmen es weniger persönlich.

Ein Credo der Babyboomer ist: „Wenn nicht jetzt, wann dann?" Sie stehen mitten im Leben und wollen alles in vollen Zügen genießen. Kreuzfahrtschiffe und Urlaubsclubs haben ihren Aufschwung nicht zuletzt dieser Altersgruppe zu verdanken.

Die Babyboomer, also die zwischen 1946 und 1965 Geborenen, werden oft auch wenig charmant als „Nachkriegsgeneration" bezeichnet.

Der Name „Babyboomer" ist auf den hohen Anstieg der Geburtenrate nach dem Krieg zurückzuführen, der bis zum sogenannten Pillenknick anhielt. Diese Generation zeichnet sich durch überdurchschnittliche Leistungsfähigkeit, geringe Bereitschaft, den Arbeitsplatz zu wechseln, und hohen Bezug zu ihrem Beruf aus.

Und doch ist auch etwas ganz anderes zu spüren: die Weigerung, sich in eine Schublade stecken zu lassen, ein anderes Verständnis von Alter und im Privaten oft eine Unangepasstheit und ein gewisser Mut, was eigentlich den traditionellen Werten dieser Generation widerstreben sollte. Und dennoch – heute teilen sich die Mütter aus der Babyboomer-Generation oft den Kleiderschrank mit ihren halbwüchsigen Töchtern, laufen Marathons und fahren Scooter.

Sie werfen also das Rollenverständnis der Vorgenerationen in Bezug auf „würdiges Altern" über Bord – und damit auch die Kleiderschürze und den klassischen Anzug ihrer eigenen Elterngeneration. Die Väter steigen auf Berge, laufen Marathon oder gründen mit 50 Jahren ein neues Unternehmen, einfach weil sie es können oder einen neuen Sinn im Leben suchen.

Solche Menschen haben natürlich auch einen anderen, gechillteren Zugang zum Thema „Hören". Funktion vor Image, könnte man sagen. Und gut ist es – denn gerade für Menschen, die aktiv sind und eventuell auch ausgefalleneren Hobbys nachgehen, sind gutes Hören und Verstehen enorm wichtig.

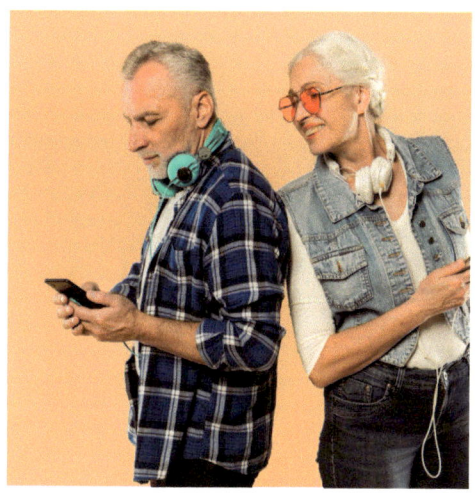

2

„Ich dachte, ich komme **drum** herum."

So, dachten Sie. Obwohl Sie schon seit Jahren immer wieder – und immer öfter – nachfragen müssen? Tatsächlich haben viele Menschen Tomaten auf den Augen, wenn es um ihre Ohren geht.

Ja, Sie kommen drum herum, wenn Sie das wirklich wollen. Die Frage ist nur: Wie hoch ist der Preis dafür? Und was wollen Sie aufgeben?

Viele von uns können sich an Oma oder Opa erinnern, die mit ihrem Hörgerät nicht zurechtkamen – und es dann erst recht nicht verwendet haben. Doch einerseits haben sich die technischen Voraussetzungen enorm zum Guten verändert, andererseits haben Sie aber auch jetzt eventuell noch den Startvorteil der jüngeren Generation. Wir tun uns generell leichter mit elektronischen Geräten als die vorherigen Generationen, weil wir es quasi in Fleisch und Blut haben, einen Fernseher, unser Handy und einen Computer zu bedienen. Für uns fallen die Vorurteile und das „Ich kann das nicht!" weg. Zusätzlich gilt natürlich, dass Sie einen riesigen Vorteil haben, wenn Sie frühzeitig mit einem Hörgerät starten, nämlich bevor Ihnen der wiedergewonnene „Sound" Schmerzen in den Ohren bereitet, weil Sie die Ruhe und Stille so gewohnt sind. Das Gehirn braucht eine Weile, bis es Hintergrundgeräusche wieder als solche einordnen und Wichtiges von Unwichtigem unterscheiden kann. Mehr dazu später in diesem Buch.

Wie schon besprochen, sind rechtzeitige Maßnahmen besser als ein zu langes Warten. Je früher Sie eingreifen, desto sicherer können Sie sein, dass keine langfristigen Folgeschäden entstehen.

Außerdem wollen Sie bestimmt nicht irgendwann zu den grummeligen Alten gehören, die bei jeder Familienfeier am Rand sitzen und in die Luft schauen, weil sie nichts mitbekommen. Oder?

3
„Das **sieht** man doch!"

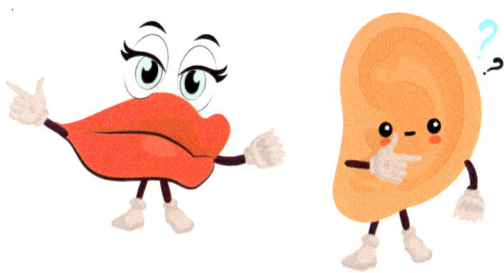

Wie sehe ich denn aus, mit dem Knopf im Ohr? Das geht ja gar nicht! Und der Fühler, der da raussteht – ich bin doch kein Marsmensch!"

So oder so ähnlich argumentieren viele Kunden und Kundinnen, wenn es um die Anpassung eines Hörgerätes geht. Sie wollen nicht, dass man es sieht, weil es ihnen peinlich ist.

Doch hier kann ich beruhigen. Viele Hörgeräte sind heutzutage schon so klein wie eine Kaffeebohne.

Außerdem: Schauen Sie sich doch mal auf der Straße um. Wie viele junge Menschen mit „Knopf im Ohr" kommen Ihnen an einem durchschnittlichen Tag entgegen? Hunderte, wenn Sie zum Beispiel in Hamburg unterwegs sind.

AirPods, Kopfhörer und anderes baumelt und steckt da fröhlich herum. Und keinen kümmert's! Ganz im Gegenteil: Wer heute noch mit dem Handy am Ohr herumläuft, gehört zum alten Eisen. Knopf im Ohr hat man!

> **Wer heute noch mit dem Handy am Ohr herumläuft, gehört zum alten Eisen. Knopf im Ohr hat man!**

4

„Ich **brauch** es noch nicht."

„Ich brauch doch noch kein Hörgerät! Da warte ich erst mal, bis es schlimmer wird." Das ist keine gute Idee.

Denken Sie an Maria, die alte Dame, die zu spät kam. (Nochmals nachlesen? Gehen Sie zu Seite 32.)

Früherkennung kann Ihnen nicht nur viel Nachfragen ersparen, sondern auch weitreichende gesundheitliche Folgen, auf die ich weiter hinten im Kapitel „Risiken" noch eingehen werde.

Eine Unterstützung zur richtigen Zeit kann also in vieler Hinsicht hilfreich sein. Ach ja: Wie viel wir vielleicht nicht mehr hören, ohne es zu merken, soll ihnen die folgende kleine Geschichte vor Ohren führen.

Der **Brunnen** vor dem Tore

Beim Besuch im Geschäft eines meiner Klienten konnte ich die folgende Szene beobachten. Eine Dame, die sich gerade ihr Hörgerät hat anpassen lassen, geht aus dem Geschäft, dreht draußen auf dem Absatz um und kommt sofort wieder zurück.

Sie ruft: „Das rauscht!" Also checkt der Hörakustiker das Gerät nochmals, stellt neu ein – es passt alles. Die Dame bedankt sich, verlässt das Geschäft – und die Szene wiederholt sich.

„Es rauscht noch immer!" Nach einigen Malen hin und her geht der Hörakustiker mit ihr vor die Tür – vielleicht ist dort ja der Störenfried zu finden: ein elektronisches Signal, eine Baustelle ... wer weiß?

Und dann wird alles klar: Es war der Brunnen vor dem Haus, den die Dame nach Jahren zum ersten Mal hören konnte. Sie hatte nur nicht mitbekommen, wie viel von ihrem Hörvermögen ihr schon abhandengekommen war.

5
„Erst noch die **Zähne** und der **Führerschein** des Enkels …"

„Ich weiß schon, dass ich mich drum kümmern muss, aber erst muss ich meine Zähne machen lassen. Und dem Enkel habe ich versprochen, dass ich zu seinem Führerschein dazuzahle. Aber dann …"

Prioritäten sind so eine Sache. Und ich verstehe auch, dass Sie sich nicht alles gleichzeitig leisten können oder wollen. Doch gerade das Hören hintanzustellen ist aus meiner Sicht ein großer Fehler.

Oft ist die Rangliste unserer Prioritäten sehr interessant. Ganz vorne stehen da das neue Auto, der größere Fernseher und natürlich die Scheine, die wir unseren Kindern oder Enkeln immer wieder gerne zustecken. Auch die Gesundheit steht für die meisten Menschen an erster Stelle. Erstaunlicherweise aber zunächst meist nicht, wenn es um die Anschaffung eines Hörgerätes geht. Hier sind andere Dinge wie Zähne, Urlaube, Gartenzaun etc. wichtiger. Warum die Hörgesundheit allerdings für die dauerhafte Lebensqualität eine sehr bedeutende Rolle spielt, können Sie u. a. unter dem Punkt „Hören kann Leben retten" nachlesen.

Übrigens sagte (angeblich) schon Arthur Schopenhauer:

„Gesundheit ist nicht alles,
aber ohne Gesundheit ist alles nichts."

> „Gesundheit ist nicht alles, aber ohne Gesundheit ist alles nichts."
>
> **Arthur Schopenhauer**

6

„Ich gehe **sowieso** nicht mehr aus, das macht mir keinen **Spaß** mehr."

Auf die Frage „Warum machen Sie das nicht mehr?" kommen oft Antworten wie „Weil ich mich ausgeschlossen fühle", „Weil ich manche Scherze nicht mehr mitbekomme" oder „Weil es mir zu anstrengend ist". Sind Sie sicher, dass es nicht doch einen Versuch wert wäre, ein Hörgerät zu verwenden? Oder würden Sie in anderen Situationen auch sagen, dass Sie etwas nicht mehr machen, weil es nicht mehr so einfach ist? Klar können Sie sagen: „Ich jogge nicht mehr, weil das für meine Knie nicht gut ist." Stimmt. Aber bedeutet das gleichzeitig, dass Sie zu Hause sitzen müssen und gar nichts mehr tun können? Oder suchen Sie nach Alternativen, um weiterhin aktiv zu bleiben? Fast alle Menschen sagen dann ausgerechnet, wenn es ums Hören geht: „Das brauch' ich nicht."

Kaum jemand würde sagen: „Ach, jetzt sehe ich halt mal nichts, ist doch egal. Brille ist überbewertet!" Ganz im Gegenteil – die Brille ist nicht nur längst akzeptiert, sie ist sogar ein modisches Accessoire.

Ich finde, dass es sich lohnt, hier Obacht zu geben und das Bewusstsein zu ändern.

Sonst ist das Leben wie ein Countdown:

- schlecht sehen
- schlecht hören
- schlecht gehen
- einfach aufgeben
- und sterben …

Doch so schnell wollen wir nicht aufgeben, ganz besonders, weil es heute so viele wunderbare Möglichkeiten der Verbesserung gibt. Bleiben Sie also unbedingt dran, es lohnt sich!

7
„Wenn die **anderen** nur **lauter** sprechen würden …"

Wenn das Wörtchen „wenn" nicht wär'. Doch in diesem Fall würde das lautere Sprechen wahrscheinlich Ihr Problem nicht lösen, denn vieles geht unter: die kleinen, feinen Zwischentöne, die Stimmlage. Und damit oft auch der Sinn des Gesagten.

Viele Hörakustiker haben sich angewöhnt, mit ihren Kundinnen und Kunden sehr laut und artikuliert zu sprechen. Daher glauben zahlreiche Menschen beim Besuch im Hörakustikfachgeschäft, dass es ohnehin nicht so schlimm ist – zumal es sich bei den Anpassräumen um besonders schalldichte und damit untypische Räume handelt.

„Den Hörakustiker versteh' ich doch auch – dann muss es daran liegen, dass die anderen einfach absichtlich leise mit mir sprechen. Und im Übrigen nuscheln die jungen Leute alle – das muss an den Handys liegen, die sie ständig vor dem Gesicht haben. Die Schauspieler im Fernsehen und im Kino haben früher auch besser gesprochen."

Das ist eine oft gehörte Ausrede im Alltag; sie ist ein deutlicher Hinweis, dass zwar gehört, jedoch nicht verstanden wird.

> „Die Schauspieler im Fernsehen und im Kino haben früher auch besser gesprochen."

*Viele meiner Kunden sagen, **dass die Sprecher im Fernsehen auch nicht mehr sind, wie sie früher mal waren. „Die sollen erst mal wieder sprechen lernen!"***
*Diesen Ausspruch kennen **wohl** alle Hörakustiker. Wenn man eine solche Situation selbst erlebt, ist es dann **allerdings** noch einmal etwas anderes. Eines **Abends** hatten mein Mann und ich uns **einen Film** ausgeliehen und saßen mit einem **guten** Glas Wein und einem Snack **vor dem** Fernseher. Nach einer Viertelstunde fiel mir auf, dass ich noch nicht mitbekommen hatte, worum es in diesem Film eigentlich ging. Mein Mann hatte zu diesem Zeitpunkt schon etliche Male gelacht.*
Den Fernseher lauter zu machen brachte nichts – es wurde nicht deutlicher (auch das kennt jeder Hörakustiker). Es hatte nur zur Folge, dass mein Mann sich beschwerte, weil ihm von der Lautstärke fast die Ohren bluteten. Und er ließ es sich nicht nehmen, mich zu fragen: „Also, was bist du noch mal? Hörgeräteakustikerin?"

**Birgit Kämmerling-Bogusch,
Hörakustikerin und Hörgeräteträgerin**

Ich wiederhole hier, was ein Kunde viele Seiten weiter vorne gesagt hat:
„Vertrauen Sie den anderen – die sprechen laut genug."

8

„Ich höre eh das **Gras wachsen**!"

Das ist etwas, das Hörakustiker immer wieder zu hören bekommen. Aus diesem Grund hat die Hörakustikerin Birgit Kämmerling-Bogusch in ihrem Geschäft einen Wald stehen. Denn wo könnte man besser das Gras und die Bäume wachsen hören als im Wald?
Wenn ihre Kundinnen oder Kunden dann mit dem Testgerät zwischen den Bäumen spazieren gehen, hören sie Vogelgezwitscher, den Wind und – das Gras wachsen. So lange, bis sie es nicht mehr hören. Dann nämlich, wenn Birgit den Schalter umlegt. Nicht den zum Tonband mit den Waldgeräuschen, sondern den Anschaltknopf des Testgerätes, das der Kunde oder die Kundin im Ohr hat.
Wenn die Frage kommt: „Warum haben Sie denn das Tonband ausgeschaltet oder

leiser gemacht?", kann Birgit eindrucksvoll zeigen, dass das Gras etwas leiser wächst als vermutet. Dieses Aha-Erlebnis hilft vielen, sich doch für ein Hörgerät zu entscheiden, anstatt noch ein bisschen darauf zu warten, dass es schlimmer wird.

Einer meiner Kunden hatte ein Hörgerät zur Ausprobe. Nach einer Woche kam er zurück und meinte, er könne sich jetzt noch keine Hörgeräte kaufen, leider habe sich bei ihm eine andere größere Ausgabe ergeben. Auf meine Frage, was denn bei ihm passiert sei, meinte er: "Bei mir im Haus sind alle Lichtschalter defekt: Jeder einzelne klackt, wenn ich ihn ein- oder ausschalte." Mithilfe der Hörgeräte hatte er das Geräusch der Lichtschalter zum ersten Mal seit langer Zeit wahrgenommen. Daher, so meinte er, müsse er sie alle erneuern lassen.

Ich schmunzelte in mich hinein und ließ ihn unsere Lichtschalter im Laden benutzen. Als er feststellte, dass auch diese „klack" machen, war er höchst verwundert. Er hatte es einfach durch die vielen Jahre der Schwerhörigkeit vergessen. Die Frage, ob er die Hörgeräte nimmt oder ob er sie überhaupt braucht, stand danach nicht mehr im Raum.

*Birgit Kämmerling-Bogusch,
Hörakustikerin und Hörgeräteträgerin*

> „Bei mir im Haus sind alle Lichtschalter defekt!"

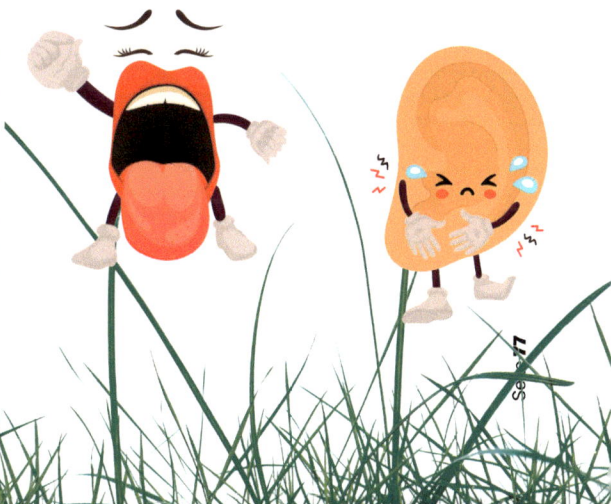

9
„Mein **Arzt** hat gesagt, bei mir ist alles **altersgerecht**."

10
„Ich will doch **gar nicht alles** hören!"

Altersgerecht ist es auch, wenn Sie mit 50 oder 60 eine künstliche Hüfte bekommen oder ab 40 eine Brille tragen. Klar ist es altersgerecht, wenn Sie etwas schlechter hören, das steht Ihnen zu. Die Frage lautet hier eher: Wollen Sie mittelmäßig hören? Oder möchten Sie doch lieber alles mitbekommen, was rund um Sie vorgeht, und entspannt kommunizieren?

Nichts zu hören kann gefährlich und gelegentlich auch peinlich sein, in vieler Hinsicht. Mehr dazu im Abschnitt „Hören kann Leben retten".

Und finden Sie wirklich, dass es jung macht, wenn Sie bei jedem dritten Satz nachfragen müssen oder die Umgebung merkt, dass Sie nicht alles verstehen?

Besonders die Herren der Schöpfung lieben es, diesen Satz so scherzhaft nebenbei mit einem Augenzwinkern von sich zu geben. Ein Schelm, wer Böses dabei denkt!

Diese Aussage kommt manchmal auch von Menschen, die eine Lärmempfindlichkeit entwickelt haben. Mit zunehmendem Alter und einhergehendem Hörverlust wird es schwieriger, Wichtiges von Unwichtigem zu unterscheiden.

Wie wir vorhin schon gesehen haben, ist das eine Aufgabe des Gehirns, welches im Laufe der Jahre ohnehin immer mehr gefordert wird.

Vielleicht haben auch Sie – unabhängig davon, ob Sie gut oder weniger gut hören – beobachtet, dass die Gelassenheit in lauter Umgebung sinkt. Diese Gelassenheit will wieder erlernt werden – hierzu bieten viele Hörakustiker für Menschen mit langer Hörentwöhnung ein gezieltes Hörtraining an.

Außerdem: Wäre es nicht gut, wenn Sie selbst entscheiden könnten, was Sie hören wollen und was nicht?

Würden Sie etwa beim Optiker sagen: „Ich will nicht alles sehen – geben Sie mir eine Brille, mit der ich verschwommen sehe." Das kann ich mir eher schwer vorstellen.

11

„Ich **telefoniere** nicht gern." / „Telefonieren ist **nicht so wichtig** für mich."

Viele Kunden suchen einen Hörakustiker auf, weil sie von ihren Kindern oder Ehegatten dazu genötigt wurden. Und wenn sie dann im Beratungsgespräch gefragt werden, ob sie denn nicht gerne telefonieren, lautet die Antwort zumeist: „Na ja, nein. Eigentlich ist das nicht so wichtig."

Aber stimmt das so? Viele antworten auf die Frage „Warum telefonieren Sie nicht so gerne?" mit „Weil ich nicht alles mitbekomme und weil es mir zu anstrengend ist" oder „Das überlasse ich lieber meiner Frau/meinem Mann".

Aha.

Nun ist es aber so, dass etliche Menschen, die zum ersten Mal mit dem Thema „Hörgerät" konfrontiert sind, große Enkel oder vielleicht auch erwachsene Kinder haben. Viele junge Leute reisen gern, manchmal machen sie sogar Auslandssemester oder ziehen überhaupt für längere Zeit in ein anderes Land. Und natürlich möchten sie Kontakt mit ihrem Zuhause halten. Das geht aber nur über Telefon, bzw. VOIP (also Skype und Co).

Auch das ist telefonieren – und wenn Sie sich hier abschotten, dann geht das nicht nur auf Ihre Kosten, sondern auch auf Kosten Ihrer Lieben.

Bei einem meiner Besuche bei einem Hörakustiker wurde ich Zeugin des folgenden Dialogs. Ein Kunde um die 70 Jahre sagte während der Beratung: „Ich telefoniere nicht gern, und von Handys halte ich nichts."

Hätte der Hörakustiker an diesem Punkt klein beigegeben, dann wäre diesem Kunden ein wesentlicher Vorteil der modernen Technik verborgen geblieben.

Bei genauerem Nachfragen stellte sich nämlich heraus, dass dieser Herr sehr aktiv und kulturell interessiert war. Er fuhr sogar des Öfteren zum Besuch der Oper von Cuxhaven nach Hamburg. Das Telefonieren war ihm nur deswegen lästig, weil er nicht gut verstand. Durch den Hinweis, dass er mit Hörgeräten auch dem kulturellen Genuss noch besser frönen könne, sah die Sache schon anders aus. Und als er erfuhr, dass er mit einem modernen Handy in Kombination mit einem Hörgerät sogar Vorteile gegenüber den Nicht-Hörgeräteträgern haben würde, weil er über die Hörgeräte streamen und beidohrig telefonieren könne, war er dem Thema gegenüber gleich wesentlich aufgeschlossener und wollte sich sofort auch ein neues Handy kaufen. „Ja, das ist dann für mich sehr interessant!"

Es kommt also immer darauf an, was Sie selbst als Nutzen sehen. Ein guter Hörakustiker fragt nach und sucht Ihren Knackpunkt oder Ihre unausgesprochenen Wünsche zur Veränderung.

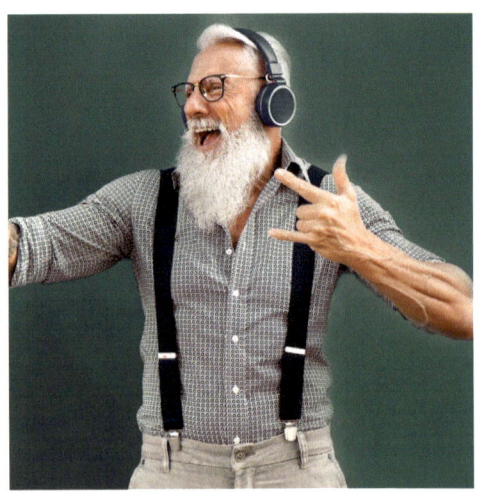

12

„Hab ich schon **probiert**, hat mich **genervt**."

Das Tragen eines Hörsystems ist immer eine Frage der Einstellung. Wenn sich das Gehirn – und damit der Mensch – an das niedrige Hörniveau erst mal gewöhnt hat, dann fühlt sich in der ersten Zeit mit einem Hörgerät manches viel zu laut an. Und ja, seien wir ehrlich: Ein Hörgerät kann niemals 1:1 das wiedergeben, wie Sie es von vorher/früher gewohnt waren. Es ist – bei allen technischen Errungenschaften und allen Fortschritten, die auf diesem Gebiet gemacht wurden – ein Hilfsmittel. Das Gleiche gilt übrigens auch für Brillen, Kontaktlinsen, künstliche Hüft- und Kniegelenke sowie Gehhilfen: Sie ersetzen das Fehlende und unterstützen, sind aber nicht dasselbe. Die gute Nachricht: Die Technik schreitet voran und die Kompensation hat mittlerweile ein wirklich hohes Level erreicht.

Hör**training**

Zudem lässt sich im Zuge des Hörtrainings, das der Hörakustiker Ihres Vertrauens anbietet, vieles ausgleichen. Dieser Gewöhnungsprozess wird stark durch die innere Einstellung gefördert oder behindert – je nachdem, wie sich der Mensch mit dem Thema beschäftigt und sich die begleitenden Angebote zunutze macht.

Das ist eine anspruchsvolle Aufgabe des Hörakustikers, Sie hier zu begleiten und zu unterstützen. Es geht nie nur darum, Ihnen ein Hörgerät zu verkaufen. Zuhören, Mitfühlen und Empathie sind ganz wesentliche Bestandteile einer guten Hörgeräteanpassung.

Es wird auch nicht sofort volle Power auf die Ohren gegeben, sondern mit Maß und Ziel wird die Intensität langsam gesteigert. Im Grunde ist es ähnlich wie bei Gymnastik: Wenn Sie sich einmal einen Arm oder ein Bein gebrochen haben, dann muss man das auch wieder aufbauen und kann nicht sofort einen Marathon laufen. Hier würde sicher auch niemand sagen: „Das mach ich nicht. Ich bin halt schon alt."

Eine Frage der **Zeit** ...

So, wie Sie sich an neue Zähne erst gewöhnen müssen, ist das auch beim Wieder-Hören notwendig.

Die Botschaft „Hallo, da kommen wieder lautere Töne!" muss an das hörentwöhnte Gehirn gesendet werden, und das Gehirn muss erst wieder lernen zu filtern: Was ist wichtig, was kann ich ignorieren? Dieser Prozess dauert, es geht nicht von heute auf morgen. Geduld ist also Ihr größter Freund in dieser Zeit.

Doch die Frage, die wirklich relevant ist, ist folgende: Schaffen Sie es, auf die Lebensqualität hinzuschauen, die Sie durch die Hörgeräte gewonnen haben – oder konzentrieren Sie sich allein auf das etwas „andere" Geräusch, das Sie nervt?

... und der **Kultur**

Ich habe einen Japaner als Kunden, einen ehemaligen Professor. Dieser hat von mir seine ersten Hörgeräte erhalten, und anders als die meisten „westlichen" Kunden hat er sich über die Nebengeräusche und den Lärm nicht beklagt, sondern sich ausdrücklich bedankt!

Dafür, dass er seine eigenen Schritte, das Rauschen der Blätter und vieles mehr wieder hören kann.
Da kann man einmal sehen, wie sich kulturelle Unterschiede auch auf so ein Thema auswirken.

Gregor Neubert, Hörakustiker

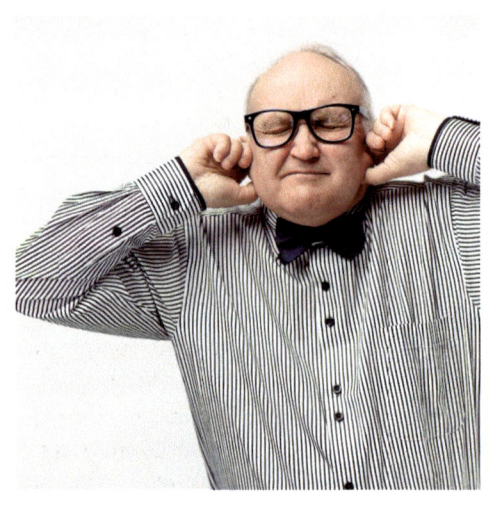

13

„Ich genieße den **Charme** der **Stille**!"

Das Schöne ist, dass es Hörgeräte gibt, die unnötigen Umgebungslärm filtern.

Ein Phänomen, das erst seit einigen Jahren einen Namen hat, betrifft dennoch auch viele Menschen aus den reiferen Generationen: Hochsensibilität. Das heißt, alles ist zu laut, zu viel, zu schnell. In einem solchen Fall scheint vermindertes Hörvermögen fast schon ein Segen zu sein. Denn nun kommt der Charme der Stille zum Tragen. Zudem werden viele von uns mit den Jahren geräuschempfindlicher, das heißt, Geräusche stören uns mehr als in der Jugend. Alles ist zu viel, es tut im Kopf weh. Und je nach Stimmung kann das ein bisschen bis enorm nerven.

Bei manchen Menschen geht das so weit, dass sie am liebsten die Umgebung samt allen Störfaktoren „ausradieren" möchten.

Das ist durchaus verständlich. Das Schöne ist, dass es Hörgeräte gibt, die unnötigen Umgebungslärm filtern. So gesehen, haben Sie auch als hochsensible Person möglicherweise mit Hörgeräten weniger Belastungen als ohne.

Hörgeräte? Trage ich **nicht**!

Oder:
Von Hörgeräten, die nicht getragen werden wollen, und Toilettenspülungen, die das Leben verändern

„Hallo! Ich brauche jemanden, der mir meine Hörgeräte einstellt. Ich habe schon seit 6 Jahren keine Hörgeräte mehr getragen und will es eigentlich auch nicht. Können Sie mir helfen?"

Dies sollte der Beginn einer wunderbaren Reise zu einem besseren Lebensgefühl werden. Aber aller Anfang ist erst mal schwer.

Wie würden Sie auf diese Begrüßung oder – besser gesagt – diesen Überfall eines neuen Kunden reagieren?

Mein Hörgeräte-Hörakustiker hatte sich für die Flucht nach vorne entschieden und entgegnete mir: „Ja, das kriegen wir hin. Wann haben Sie Zeit?"

Ich schmunzelte in mich hinein und dachte: Wenn der wüsste, worauf er sich da eingelassen hat – das wird die Challenge seines Lebens! Doch eigentlich war mir nicht bewusst, worauf ICH mich da eingelassen hatte, denn es sollte ein langer, langer Weg werden.

Phase 1: Back to Basics

In den ersten Terminen und Sitzungen wurde erst mal eine Bestandsaufnahme gemacht: Wie gut konnte ich noch hören? Passten die alten Hörgeräte noch? Immerhin waren sie schon 10 Jahre alt.

Die gute Nachricht: Die Hörgeräte passten noch, mussten aber neu eingestellt werden. Die schlechte Nachricht: Die Jahre mit Hörentzug hatten mich einige Frequenzen gekostet. Vielleicht würden sie zurückkommen, vielleicht aber auch nicht. Das musste ich erst mal verdauen. Aber diese harte Realität war auch wichtig, um ein Umdenken auszulösen. Neben der „praktischen" Bestandsaufnahme begaben wir uns auch auf eine „psychologische" Spurensuche: Warum trug ich die Hörgeräte nicht? Was störte mich? Warum fühlte ich mich unwohl? Wovor hatte ich Angst?

Diese Gespräche waren intensiv und lehrreich. Mein Hörakustiker zeigte dabei stets Fingerspitzengefühl und Geduld.

Und dann wurde es ernst. Meine Aufgabe: Die Hörgeräte tragen. So viel wie möglich. Das klingt einfach, war für mich zu diesem Zeitpunkt aber eine enorme Überwindung. Die Hörqualität war zunächst nebensächlich. Es ging schlichtweg darum,

Automatismen und Gewohnheiten zu entwickeln. Hörgeräte einsetzen, tragen, rausnehmen. Erst mal nur in der Arbeit, dann zusätzlich am Abend und später auch am Wochenende. Stück für Stück.

Phase 2: Wie hört sich die neue Welt an?

Dann kam die Zeit, zu der ich die Hörgeräte konsequent den ganzen Tag trug und mich auf das „Hören" konzentrieren konnte. Meine ersten Gedanken: Die Welt ist so laut! Ich hatte das Gefühl, buchstäblich das Gras wachsen zu hören. Alles machte Lärm und verursachte Geräusche.

In dieser Zeit fragte ich mich ständig: „Hört sich das wirklich so an? Oder verzerren die Hörgeräte den Ton? Was ist echt und was nicht?" Ein Irrgarten der Geräusche.

Fast wöchentlich saß ich nun bei meinem Hörakustiker und berichtete von meinen Eindrücken. Und an dieser Stelle wurde mir zum ersten Mal bewusst, was für eine schwere Aufgabe dieser Mensch hat. Wie erklärt man einem Normalhörenden, was man als Schwerhöriger durch ein technisches Gerät an Tönen und Geräuschen wahrnimmt?

Dank YouTube und gemeinsamen Sing- und Klatschstunden näherten wir uns erfolgreich den Problempunkten.

Allerdings trug ich noch ein anderes „Hörproblem" mit mir herum, das ich mich vorerst nicht anzusprechen traute. Ich hatte nämlich festgestellt, dass sich die Toilettenspülung komisch anhörte. Ich hatte jedes Mal das Gefühl, eine Tonne Blechbüchsen hinunterzuspülen. Ein furchtbares Geräusch! Und ich dachte: So soll mein Leben also zukünftig aussehen bzw. sich anhören? Hilfe!

Wie spricht man ein so unangenehmes Thema nur beim Hörakustiker an? Irgendwann rückte ich einfach direkt damit heraus. Die Antwort des Akustikers überraschte mich völlig: „Ach, das Phänomen ist mir bekannt. Davon haben mir schon andere Kunden berichtet. Das ist kein Problem, da müssen wir nur eine Einstellung ändern."

Okay, spätestens ab diesem Moment genoss dieser Mann mein vollstes Vertrauen!

Phase 3: Hallo, neues Lebensgefühl!

Was meinen Sie, wie viel Zeit bis dahin vergangen war? Es war ein längerer Prozess, geprägt von Hochs und Tiefs und harter Arbeit. Aber es lohnte sich, und ich wollte auf einmal mehr. Die alten Geräte waren natürlich technisch schon längst überholt und konnten nicht die (Hör-) Leistung erbringen, die ich brauchte und wollte. Also mussten neue her!

Wie ein Kind im Süßwarenladen sah ich mir staunend die verschiedenen neuen Geräte und Modelle an. Musik hören über Hörgeräte? Kein Problem. Akkuaufladung? Na klar! Mir eröffnete sich eine völlig neue Welt und ich freute mich richtig, neue Geräte auszuprobieren.

Und siehe da, es gab für meine Ohren noch weit mehr zu entdecken. Ich hatte sogar Spaß daran – wie gruselig! Schließlich entschied ich mich für In-Ear-Hörgeräte und fühle mich damit rundum wohl. Ich habe das Tragen der Hörgeräte mittlerweile so verinnerlicht, dass ich damit sogar schon eingeschlafen bin!

Das Leben ist auf einmal einfacher geworden, und nach und nach legte ich eine Hilfsstrategie nach der anderen ab. Ich brauchte sie nicht mehr, denn ich konnte jetzt ja hören. Meine Lebensqualität hat sich um 100 Prozent gesteigert!

Ein Gedanke war während meines Weges oft präsent: Du hast ganz schön viel verpasst und hast dir das Leben unnötig schwergemacht. Mein Hörgeräte-Hörakustiker hat unglaubliche Arbeit geleistet. Er stand mir mit Rat und Tat zur Seite, motivierte mich immer wieder aufs Neue und gab den Glauben an mich und meine Ohren nicht auf. Er half mir dabei, mich wieder in meine Ohren zu verlieben und auch in die Hörgeräte, die ich jahrelang nicht mehr getragen hatte. Danke!

Welche Hilfsstrategien ich meine? Na ja, ich erinnere mich da zum Beispiel an ein Telefonat mit einer neuen Kundin, deren Namen ich trotz Nachfragens nicht richtig verstehen konnte. Nachdem es mir ab einem gewissen Punkt richtig peinlich war, tat ich so, als hätte ich ihn verstanden, und ging danach googeln – so lange, bis ich den Namen der Dame über die Firmenwebseite gefunden hatte! Dass das nicht nur zeitraubend, sondern auch mühsam war, brauche ich sicher nicht zu erklären. Dieses Empfinden, meine Zeit vertan zu haben, und das Gefühl der Hilflosigkeit wünsche ich niemandem!

Joules Gent, Instagram-Bloggerin und Hörgeräteträgerin

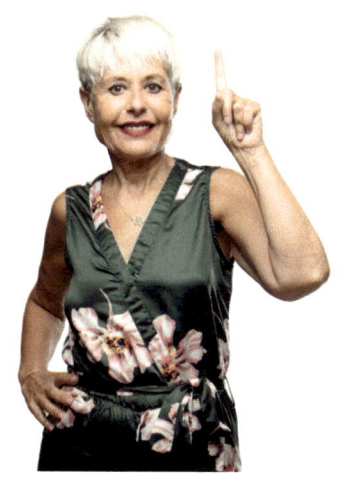

Zusammenfassung:
Nichts zu **verstehen** kann Sie **alt** aussehen lassen

Nichts zu sehen trennt von Dingen, nichts zu hören trennt von Menschen. Und von Emotionen. Alles, was sehr laut gesagt werden muss, verliert an Tiefe. Die Modulation in der Stimme ist wichtig, und wenn Sie sie nicht wahrnehmen können, wird vieles, was Sie hören, aus dem Kontext gerissen.

Dieses Nichtverstehen macht auch unsicher: War das ein Scherz? Ironie? Spott? Oder war es einfach eine liebevolle Feststellung? Wie sollen Sie adäquat reagieren, wenn Sie den Kontext nicht klar erkennen können? Wie wollen Sie am Ball bleiben, wenn Sie den Schiedsrichter nicht pfeifen hören?

„Nicht sehen können trennt von den Dingen,
nicht hören können von den Menschen",

wusste schon der Philosoph Immanuel Kant.

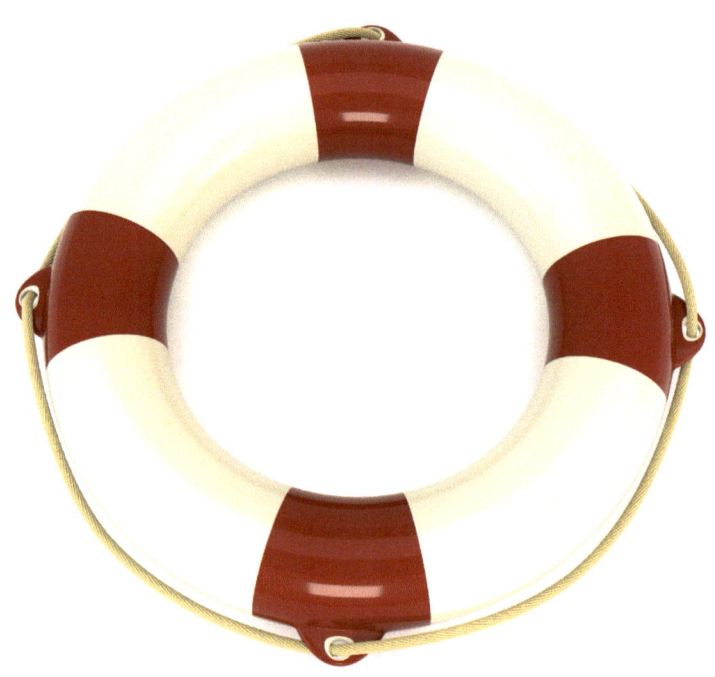

Hören
kann Leben
retten

Brennende **Liebe** kann **tödlich** sein ...

Gerade Romantiker, die sich an Kerzenlicht und stimmungsvoller Beleuchtung nicht sattsehen können, leben manchmal gefährlich. Kerzen – ebenso wie ein Adventkranz oder ein Christbaum mit echten Kerzen – stellen ein hohes Brandrisiko in der Wohnung dar, nicht nur, wenn sie unbeaufsichtigt bleiben, sondern auch, wenn zum Beispiel ein Luftzug eine leicht entflammbare Gardine Richtung Feuerquelle bläst. Besonders gefährlich wird es dann für Menschen mit hochgradigem Hörverlust – sie können den Alarm von Rauchmeldern unter Umständen nicht hören.

Was das für Folgen haben kann, muss ich Ihnen sicher nicht im Detail schildern.

Das Vermeiden von Feuerquellen ist übrigens als Vorsichtsmaßnahme zwar ein Anfang, aber es reicht nicht annähernd aus. Denn es kann auch weniger romantische Menschen treffen.

... auch, wenn sie durch den **Magen** geht

Ist es Ihnen auch schon passiert, dass Sie die Kaffeemaschine oder die Pfanne mit heißem Öl auf dem Herd vergessen haben? Wenn Sie die Hitze der Platte spüren oder das leicht bedrohliche Knistern hören, dann können Sie meist noch locker eingreifen, ohne dass etwas passiert. Doch wenn Sie es erst merken, wenn es schon brennt, kann es zu spät sein.

Und wenn Sie das Knistern nicht hören, dann können Sie sich nur noch darauf verlassen, dass Ihnen warm wird. Sollten Sie sich jedoch im Nebenzimmer aufhalten, dann haben die Flammen gute Chancen, sich zu verbreiten.

Sicherheit im **Straßenverkehr**

Einen anderen Verkehrsteilnehmer zu übersehen, das „gelingt" wohl jedem einmal. Doch es ist besser, wenn wir das Risiko diesbezüglich so gering wie möglich halten.

Gerade heutzutage, wo wir uns die Straßen – und leider auch oft die Bürgersteige – mit Radfahrern, Scooter-Fahrern und sogar E-Bikern und E-Scootern teilen müssen, ist die Gefahr, angefahren zu werden, größer als je zuvor.

Auch die Autos, die gottlob auf der Straße bleiben, sind um vieles leiser als noch vor wenigen Jahren: Hybrid- und Elektroautos machen es möglich! Denn selbst, wenn die Hersteller ihren Vehikeln künstliche Motorgeräusche geben, ist es dennoch nicht das Gleiche wie vor etlichen Jahren, als Autos schon von Weitem zu hören waren.

Was auf der einen Seite dem akustischen Umweltschutz gut bekommt, ist für Schwerhörige ein nicht zu unterschätzendes Risiko.

„Ich muss ja nicht alles sehen/hören", sagt man oft. Aber das, was Gefahr bedeutet, sollten wir auf jeden Fall mit allen uns zur Verfügung stehenden Sinnen wahrnehmen können, damit wir die Möglichkeit haben, entsprechend zu reagieren.

Doch es müssen nicht immer andere Verursacher im Spiel sein, wenn etwas passiert – oft schaffen wir es auch ganz allein …

Im **Falle** des **Falles**

Kennen Sie das? Sie haben sich eben Ihre Zeitung geholt, balancieren sie gemeinsam mit einem Butterbrot ins Wohnzimmer zu Ihrem Lieblingssessel, da … Sie können nicht einmal genau sagen, was es war.

Vielleicht war eine Teppichkante im Weg, vielleicht sind Sie ausgerutscht. Auf jeden Fall liegen Sie auf dem Boden. Und nun stellen Sie fest, dass Sie sich nicht bewegen und schon gar nicht mehr aufstehen können. Das Telefon ist natürlich außer Reichweite.

Was tun? Mit dem richtigen Hörgerät können Sie sich jetzt, wenn auch schmerzerfüllt, zurücklehnen, denn Sie wissen, dass Hilfe auf dem Weg ist. Ihr Hörgerät ist auch hier eine große Unterstützung, sofern es einen Falldetektor eingebaut hat. Denn dann ruft es automatisch der Reihe nach die von Ihnen vorab festgelegten Kontakte oder Hilfskräfte an. Und sollten Sie es einmal versehentlich auslösen, so haben Sie ausreichend Zeit, um den Notruf wieder abzustellen.

Eine Kundin erzählt: „Als ich vor zwei Wochen im Bad ausgerutscht bin, konnte ich tatsächlich selbst nicht mehr aufstehen. Es war mir unangenehm – ich bin schließlich weder alt noch gebrechlich. Doch auf dem engen Boden konnte ich mich kaum umdrehen, geschweige denn hochstemmen. Glücklicherweise hat mein Hörgerät gleich meine Tochter alarmiert, die mich eine halbe Stunde später im Bademantel auf dem Fliesenboden vorgefunden hat. Ich weiß nicht, was passiert wäre, wenn ich einen halben Tag dort gelegen hätte …!"

Allergien: Schwerhörigkeit kann Ihre **Gesundheit gefährden**!

Abgesehen davon, dass im Supermarkt, in dem die Lärmkulisse und die Nebengeräusche meist gigantisch sind, das Verstehen ohnehin schwierig ist und Sie nicht die erste Person wären, die eine Antwort auf eine komplett andere Frage gibt, können gerade beim Einkaufen Verständnisschwierigkeiten gefährlich werden.

Insbesondere bei Allergien und Unverträglichkeiten ist es relevant, wirklich zu verstehen, was der Verkäufer bzw. die Verkäuferin sagt oder fragt. Sonst antworten Sie möglicherweise an der falschen Stelle mit „Ja" und bezahlen dafür mit Verdauungsproblemen oder gar Atemnot.

Oder – was vielleicht noch schlimmer ist – Sie setzen einem Ihrer Gäste etwas vor, das mit dessen Allergien nicht vereinbar ist.

Und Allergene gibt es viele: Laktose, Gluten, Erdnuss, um nur einige zu nennen.

Doch auch, wenn Sie auf der anderen Seite der Verkaufstheke stehen, tragen Sie Verantwortung, denn Sie dürfen ein „Laktosefrei, bitte!" oder „Ohne Weizen!" keinesfalls überhören. Von allfälligen anderen Unannehmlichkeiten wie einem ständigen „Wie bitte?" ganz zu schweigen.

Eine Bekannte von mir hat erzählt: „Ich kenne einen Optiker, in dem eine an sich sehr charmante und nette, aber schwerhörige Dame Dienst tut.

Ich komme nur in größeren Abständen dorthin, wenn ich eine neue Brille brauche oder ein Ersatzteil. Doch jedes Mal, wenn ich sie wiedersehe, redet sie noch ein bisschen lauter. Mittlerweile hat sie meine Schmerzgrenze schon lange überschritten und ich überlege bereits, woanders hinzugehen."

Auch im **übertragenen** Sinn kann gutes Hören **Leben** retten

Stellen Sie sich folgende Situation vor: Ihre Schwiegermutter kommt zu Besuch, Sie haben vor, ins Theater zu gehen. Sie überlegt, was sie anziehen soll, und entscheidet sich schließlich für ein kleines Schwarzes. Und dann kommt die entscheidende Frage: „Macht dieses Kleid mich dick?" Sie haben jedoch etwas ganz anderes verstanden, nämlich: „Ist dieses Kleid nicht schick?", und bejahen begeistert. Dass auch hier Gefahr im Verzug sein kann, versteht sich von selbst.

Es gibt viele solcher Missverständnisse, die mit ausreichend Hörverständnis vermieden werden könnten. Malen Sie sich aus, was Sie sich da an Stress und Konflikten ersparen können – auch, wenn es sich nicht immer um so welterschütternde Situationen handelt wie das Kleid Ihrer Schwiegermutter.

Ich empfehle daher, Vorsorge zu betreiben, bevor etwa eine Sorge eintritt. Eine Untersuchung machen zu lassen kostet nicht viel Zeit und kann Ärger und Kummer ersparen.

Einsamkeit

Stellen Sie sich eine andere Situation vor: Aus welchen Gründen auch immer mussten Sie in ein fremdes Land übersiedeln. In eines, dessen Sprache Sie nicht beherrschen. Sie verstehen zwar einzelne Bröckchen, aber beim Zusammenfügen dieser Bröckchen zu ganzen Sätzen oder gar zu sinnvollen Passagen tun Sie sich schwer. Sie können keiner Unterhaltung richtig folgen – und irgendwann werden Sie ermüden und sich zurückziehen. Sofern sich die Situation nicht bessert, werden Sie bald auf soziale Kontakte verzichten oder diese auf das Notwendigste einschränken. Sie verstehen nur einen Teil, nur ein paar Vokabel, und die Konversation bleibt auf der Strecke. Sie werden also niemandem mehr erzählen, wie es Ihnen geht, Sie werden keine tieferen Gespräche mehr führen, sondern sich mit dem Notwendigsten zufriedengeben: „Reichst du mir das Salz, bitte?", „Wo geht es zum Bahnhof?" oder „Heute ist es heiß!".

Sie werden sich bald einsam fühlen, ausgeschlossen – obwohl Sie sich doch selbst zurückgezogen haben. Genau eine solche Situation ertragen Sie freiwillig, wenn Sie schlecht hören und nichts dagegen tun. Ob in einer beruflichen Besprechung oder beim privaten Treffen mit Freunden oder mit der Familie – wenn Sie nicht mehr alles mitbekommen, leben Sie wie in einem fremden Land.

Ich habe Kunden auch schon klagen hören, dass ihr Leben zunehmend vereinsamt, weil sie immer wieder das Klingeln der Nachbarn überhört haben, die sie zum Grillen einladen wollten. Irgendwann bleibt das Klingeln aus, denn die freundlichen Nachbarn denken, dass Sie die Tür absichtlich nicht aufmachen. Und das wäre doch schade, oder?

*Ein Hörakustiker erzählte mir: „Ein Kunde kam nach einiger Zeit mit dem neuen Hörgerät ins Geschäft und weinte fast vor Freude, weil er seine **Katze** endlich wieder schnurren hörte!"*

„Ich höre alles, aber ich verstehe nicht mehr alles."

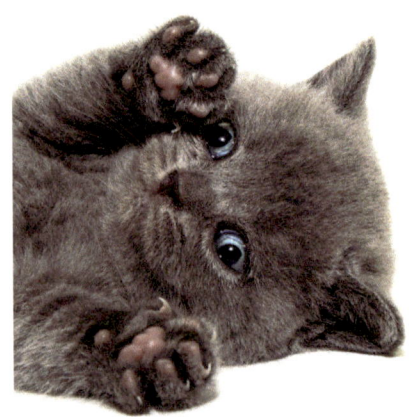

Verlust des **Sprachverständnisses** – und der **Klarheit**

Wie wir in der Geschichte von Maria ganz am Anfang dieses Buches lesen konnten, kann das Sprachverständnis bei längerem Nichthören unwiederbringlich verloren gehen.

Das mag nicht die Regel sein, kommt aber leider immer wieder vor, wenn jemand zu lange wartet, bevor er sich Hilfe sucht. Zusätzlich geht mit einer stärkeren Schwerhörigkeit der Verlust der Stimmmodulation verloren, das heißt, die Sprache wird immer eintöniger und verliert an Lebendigkeit.

Wenn Sie sich selbst nicht mehr hören können, wie sollen die anderen Sie dann erst verstehen?

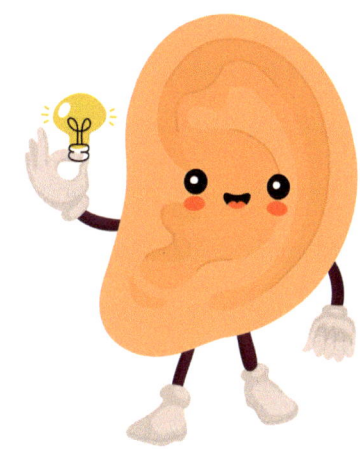

Demenz

Tatsächlich kann der Verlust des Hörsinns einen starken Einfluss auf das Demenzrisiko haben. Dabei ist gerade der Hörverlust einer der größten korrigierbaren Faktoren, um einer Demenzerkrankung vorzubeugen.

Denn wer bei Familientreffen, aber auch im Alltag mittendrin ist, hat gute Chancen, gerade eine Alzheimer-Demenz hinauszuzögern. Durch Konversationen und Umgang mit anderen können das Gehirn trainiert und dadurch manche Formen der Demenz verhindert werden.

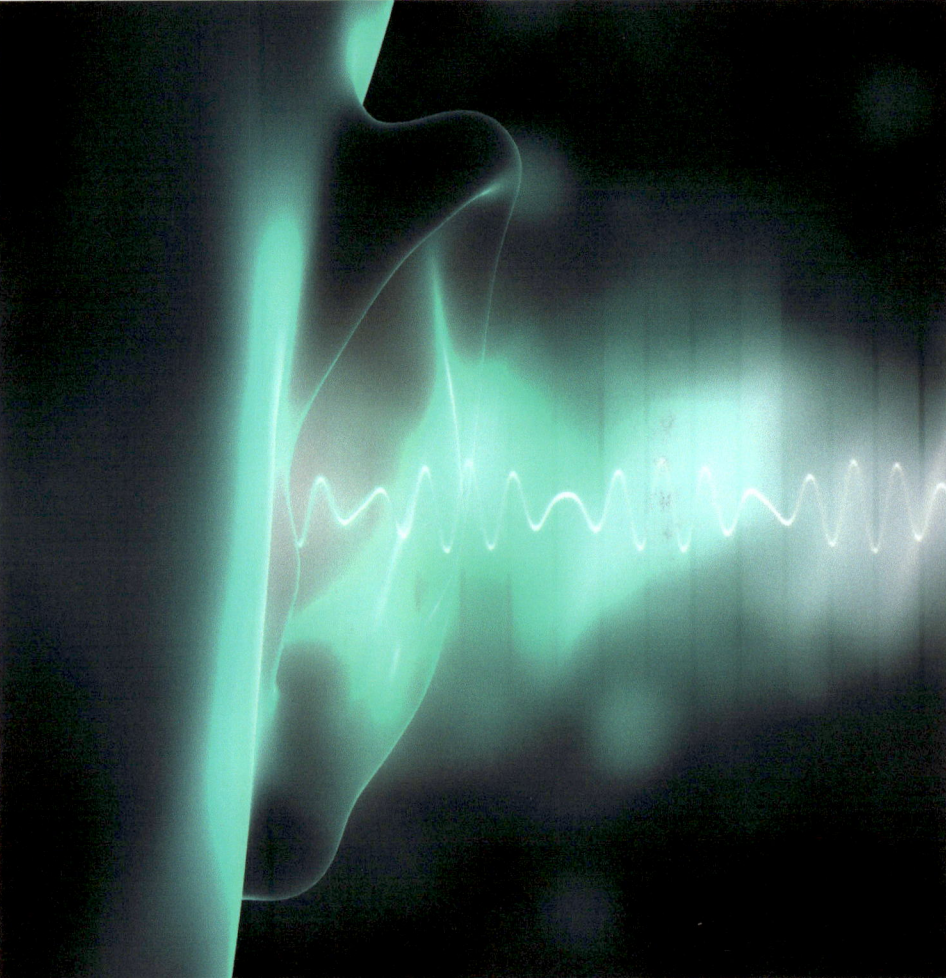

Hard Facts
aus der Welt
des **Hörens**

Der **Hörsinn**

Hören ist eine Sinneswahrnehmung von Schall. Dabei werden Hörereignisse, die bei Schallereignissen entstehen, wahrgenommen. Zudem ist das Hören eine fundamentale Grundlage der zwischenmenschlichen Kommunikation.

Warum gutes **Hören** so **wichtig** ist

Gutes Hören ist für uns von immenser Bedeutung. Einerseits hilft uns der Hörsinn bei der Orientierung: Unsere Ohren, so sie gesund sind, können die Richtung, aus der ein Schall kommt, erkennen. Andererseits ist gutes Hören ein Schutz für uns, denn wir werden bei Gefahren rechtzeitig alarmiert, beispielsweise wenn ein Autofahrer hupt und wir rechtzeitig stehen bleiben können.

Nicht zuletzt sind unsere Ohren auch ein wesentlicher Bestandteil unseres gesellschaftlichen Lebens: Wir hören die Menschen, mit denen wir kommunizieren; wir können Musik hören; und wir können den Klängen der Natur lauschen, aber gleichzeitig den Lärm der Stadt ausblenden.

Hören ist **Hochleistung**

Unser Gehör bzw. unsere Hörbahn funktioniert weitaus differenzierter und ist um vieles komplizierter verschaltet als beispielsweise unser Sehsinn bzw. unsere Sehbahn.

Im Gegensatz zum Auge, welches genau ein Neuron zwischen Auge und Großhirn geschaltet hat und hierüber ein Megapixel an Informationen direkt überträgt, sind es beim Ohr 4 bis 5 Neuronen, die dazwischengeschaltet sind. Daher kann das Ohr zwei Signale, die kurz aufeinanderfolgen, gut unterscheiden. Das funktioniert bei bis zu 20 Signalen pro Sekunde, darüber verschwimmen die Signale zu einem Ton in der tiefsten hörbaren Frequenz.

Tonhöhe

Tonhöhen werden in Schwingungen pro Sekunde oder Hertz (Hz) gemessen. 1 Hz entspricht einer Schwingung pro Sekunde. Das gesunde menschliche Gehör hat eine Spanne von 20 bis 20.000 Hz. Je höher die Frequenz ist, desto höher ist der Ton. 20 Hz ist der tiefste Ton, 20.000 Hz extrem hoch, beispielsweise ein schriller Pfiff. Gesprochene Sprache bewegt sich zwischen 500 und 7.000 Hz. Insgesamt können wir 7.000 verschiedene Tonhöhen unterscheiden. Zum Vergleich: Einige Tiere, zum Beispiel Delfine und Fledermäuse, nehmen Töne bis 200.000 Hz wahr. Diese Töne befinden sich im Ultraschallbereich und sind für uns Menschen nicht mehr wahrnehmbar.

Wenn unser Gehör nicht mehr optimal ist, ändert sich auch der Hörbereich. Zunächst können infolge der Abnutzung in der Regel hohe Töne nicht mehr oder nicht mehr so gut wahrgenommen werden: Vogelgesang oder Töne von bestimmten Instrumenten wie der Flöte; bei Sprache betrifft dies zum Beispiel die Konsonanten wie „s", „f", „t" oder im Englischen das „th".

Lautstärke

Bei der Lautstärke liegt die unterste Schwelle, also sehr leise Töne, zwischen 0 und 20 Dezibel (dB) für normal hörende Menschen. Gut hören wir zwischen 20 und 40 dB, das entspricht beispielsweise dem Ticken einer Wanduhr. Im Bereich 60 bis 65 dB liegt die normale Lautstärke, zum Beispiel bei einem Gespräch. Unsere Schmerzgrenze, so wir gutes Gehör haben, liegt bei etwa 130 dB. Zum Vergleich: Ein Jet erreicht eine Lautstärke von etwa 120 dB. Wenn wir über längere Zeit hinweg regelmäßig einem Schalldruck von 85 dB oder mehr – ein solcher Schalldruck entsteht beispielsweise durch einen Presslufthammer – ausgesetzt sind, droht unseren Ohren Schaden.

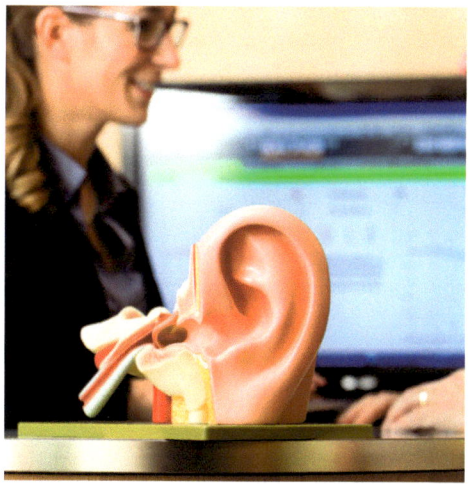

Wie hören wir?

Das **Außen**ohr

Zum Außenohr (Auris externa) gehören die Ohrmuschel mit den Ohrläppchen und der äußere Gehörgang. Die Grenze zum Mittelohr bildet das Trommelfell. Die Ohrmuschel hilft beim Lokalisieren von Schallquellen. Dadurch können wir z. B. unterscheiden, ob Schall von vorne, hinten, rechts, links, oben oder unten kommt.

Das **Mittel**ohr

Im Mittelohr (Auris media) finden sich die winzigen Gehörknöchelchen, die das Außen- mit dem Innenohr verbinden. Schall versetzt das Trommelfell in Schwingung, wodurch die Gehörknöchelchen in Bewegung gebracht werden. In der Folge verstärken sie die eingehenden Signale um etwa das 20-Fache und übertragen sie auf die Hörschnecke.

Das **Innen**ohr

Im Innenohr (Auris interna) befindet sich die Hörschnecke, in der im Rahmen des Hörvorgangs Sinneshärchen stimuliert werden. Welche von den ca. 16.000 Haarsinneszellen aktiviert werden, ist von der Schallfrequenz abhängig. In jedem Fall wird der Schall von den Haarsinneszellen in elektrische Impulse umgewandelt und über den Hörnerv ans Hörzentrum im Gehirn weitergeleitet. Dort werden die Impulse entschlüsselt: Musik, Sprache, etc. Ebenfalls im Innenohr befindet sich das Gleichgewichtsorgan.

Hören mit Ohren und **Gehirn**

Unsere Ohren sind nicht umsonst rechts und links an den Seiten unseres Kopfes angeordnet. Verbunden sind die Ohren durch Nervenfasern.

Diese führen von einem Ohr zum Hirnstamm, und mehr als die Hälfte von ihnen laufen zur jeweils anderen Seite des Hirnstamms weiter. Das ermöglicht dem Schall, zu unterschiedlichen Zeitpunkten bei den Ohren anzukommen, und auch die Lautstärke, mit welcher der Schall die Ohren erreicht, unterscheidet sich bei den beiden Ohren. Das erlaubt es uns auch, die Richtung, aus der ein Signal kommt, zu erkennen. Wir können also räumlich hören. Dies trägt unter anderem dazu bei, dass wir uns in Situationen mit mehreren Signalen auf eines konzentrieren, beispielsweise auf ein Gespräch in einem lauten Raum. Wir können sozusagen selektiv hören. Andernfalls könnten wir das Wichtige nicht vom Unwichtigen unterscheiden.

Ohren – warum **beide**, wenn doch **eines** auch **genügt**?

Sie haben gerade gelesen, dass wir beide Ohren benötigen. Vielleicht sagen Sie jetzt: „Aber beim Telefonieren verwenden wir auch nur ein Ohr." Sie haben recht. Aber testen Sie es doch einmal: Hören Sie mit nur einem Ohr wirklich genauso gut, als wenn Sie beide verwenden? Ein typisches Beispiel ist Telefonieren. Sicher kennen Sie den Unterschied zwischen einem einohrigen Telefonieren oder beidohrigem Telefonieren wie mit Lautsprecher, AirPods oder Headset.

Unsere Ohren: als **Einzelspieler** so lala

Es hat sich gezeigt, dass im Falle eines monauralen Hörausgleichs – also bei der ausschließlichen Versorgung eines geschädigten Ohres – die Hörfähigkeit des nicht behandelten Ohres infolge mangelnden Trainings schneller schlechter wird. Aus diesem Grund werden heute immer beide Ohren behandelt (binaural), sofern es das Hörvermögen zulässt.

Hörverlust – ein Verlust mit **weitreichenden** Folgen

Wenn wir unser Gehör verlieren oder es beeinträchtigt wird, hat das Auswirkungen auf unser gesamtes Leben. Vor allem leiden auch unsere sozialen Kontakte darunter. Im schlimmsten Fall kann dies dazu führen, dass wir sozial isoliert werden. In jedem Fall geht Lebensqualität verloren. Auch auf unser berufliches Wirken hat eine Hörminderung oder ein Hörverlust massive Auswirkungen. Wir leben nun mal in einer Kommunikationsgesellschaft.

Das zeigt beispielsweise die Studie „Hearing Loss – Numbers and Costs[11]". Im Jahr 2006 veröffentlichte Prof. em. Bridget Shield mit Unterstützung von Prof. Mark Atherton, Brunel Universität, London, einen ersten Bericht („Evaluation of the Social and Economic Costs of Hearing Impairment") zur Studie „Hearing Loss – Numbers and Costs" und aktualisierte die Ergebnisse in den folgenden Jahren bis Dezember 2017.

Die wichtigsten Erkenntnisse der Studie sind:

- Im Vergleich zu Menschen mit gesundem Gehör oder gesunden Hörsystemen arbeiten Personen mit unversorgter Hörminderung eher in Berufen mit niedrigerem Anforderungsprofil.
- Menschen mit unversorgter Hörminderung arbeiten zudem häufiger in Teilzeit oder befinden sich in Frührente.
- Die beruflichen Nachteile haben sowohl funktionale als auch persönliche Gründe: Die Kommunikation – egal, ob in Besprechungen, Telefonkonferenzen oder in den Pausen – fällt Menschen mit Hörminderung deutlich schwerer bzw. ist unmöglich. Das führt zu schnellen körperlichen und auch psychischen Ermüdungserscheinungen bei den Betroffenen.

---

11 Quelle: https://www.hear-it.org/sites/default/files/BS%20-%20report%20files/HearitReportHearingLossNumbersandCosts.pdf

Arten von **Schwerhörigkeit**

Vorausgeschickt – der **kombinierte** Hörverlust

Wie meistens im Leben ist nichts eindeutig. So auch im Bereich der Schwerhörigkeit. Manche Menschen leiden unter einem kombinierten Hörverlust, bei dem einerseits die Schallleitung, andererseits aber auch das Schallempfinden reduziert ist. Aber lassen Sie uns die verschiedenen Formen der Schwerhörigkeit einmal genauer ansehen.

Schall**empfindung**sschwerhörigkeit

Diese Art von Schwerhörigkeit entsteht, wenn das Außenohr Schallsignale gut empfangen kann, aber Teile des Innenohrs geschädigt oder deren Funktionen beeinträchtigt sind. Sie zeigt sich zunächst in der Regel darin, dass hohe Töne schlechter gehört werden. Das führt dazu, dass betroffene Menschen alles „dumpfer" wahrnehmen und auch Gespräche – besonders in Verbindung mit Nebengeräuschen – nicht mehr so gut verstanden werden können. So kommt es vor allem in einer lauteren Umgebung dazu, dass Gesprächspartner schlechter verstanden werden (Cocktailparty-Effekt).

Die Ursachen für Schallempfindungsschwerhörigkeit sind Hörsturz, Knall- und Lärmtrauma, Innenohrerkrankungen (z. B. Morbus Menière), Infektionserkrankungen, ein Membranriss zwischen Mittel- und Innenohr, hohe Lärmbelastung oder ganz einfach Abnutzung im Rahmen zunehmenden Alters.

Grundsätzlich nimmt unsere Schallempfindlichkeit im Laufe der Lebensjahre ab.

Altersschwerhörigkeit

Somit ist die sogenannte Altersschwerhörigkeit (Presbyakusis) eine der häufigsten Formen des Hörverlusts.

Sie ist, wie oben erwähnt, eine Form der Schallempfindungsschwerhörigkeit und betrifft beide Ohren. Das Gehör vieler Menschen verändert sich bereits ab etwa 40 Jahren. Zwischen 60 und 70 verschiebt sich bei jedem dritten Menschen die Hörschwelle deutlich. Ab 80 Jahren sind die meisten Menschen von diesem Abbau betroffen.

Schall**leitung**sschwerhörigkeit

Hier wird der Schall, der über das Trommelfell ankommt, vom Mittelohr nicht richtig an das Innenohr weitergeleitet bzw. übertragen. Die Folge ist, dass Schallsignale leiser/gedämpft wahrgenommen werden.

Die Schallqualität verändert sich jedoch nicht, sodass betroffene Menschen weiterhin zumeist verstehen, was ihre Gesprächspartner sagen – wenn es nur laut genug ist. Im Gegenteil: Wenn die Umgebungslautstärke zunimmt, verstehen sie sogar wieder besser, da dann auch die Gesprächspartner automatisch lauter reden.

Ohrenschmalz, Wasser im Ohr, eine Erkältung, Mittelohrentzündung, mangelnder Druckausgleich, ein Riss im Trommelfell, aber auch angeborene Fehlbildungen sind die häufigsten Ursachen für diese Form von Hörminderung.

Eine Sonderform der Schallleitungsschwerhörigkeit ist die Otosklerose.

Es handelt sich hierbei um eine Verkalkung der Steigbügelfußplatte an der Grenze zum Innenohr.

Schall**wahrnehmung**sschwerhörigkeit

Von einer auditiven Verarbeitungs- und Wahrnehmungsstörung (AVWS[12]) spricht man, wenn es sich um eine gestörte Verarbeitung der akustischen Informationen handelt. Das heißt, nicht das Hörorgan ist geschädigt, sondern die Weiterleitung der Informationen an das Gehirn durch den Hörnerv oder die Weiterverarbeitung in den Hörzentren selbst ist gestört.

Die Ausprägung der AVWS kann höchst unterschiedlich sein und verschiedene Facetten des Hörens betreffen. Betroffene haben häufig Probleme, Gehörtes zu verstehen oder sich zu merken. Die Ursachen für die AVWS sind noch nicht ganz geklärt; man geht davon aus, dass sie durch Verzögerungen der Hirnreifung im Kleinkindalter, Hirntraumata, Gehirnentzündung, Schlaganfall oder häufige unbehandelte Mittelohrentzündungen entstehen.

[12] A. Nickisch, M. Ptok, 2006: Auditive Verarbeitungs- und Wahrnehmungsstörungen, https://www.thieme-connect.com/products/ejournals/html/10.1055/s-2000-11157

Ursachen für Hörverlust

Wenn wir unser Gehör verlieren, kann das in unterschiedlichen Ausprägungen geschehen. Ist die Hörminderung eher leicht ausgeprägt, werden nur bestimmte Laute nicht mehr wahrgenommen, beispielsweise das Vibrieren eines Handys oder etwa Grillenzirpen.

Die stärkste Form des Hörverlusts ist die Taubheit: In diesem Fall hören die betroffenen Personen gar nichts mehr. Das bedeutet, sie müssen zur Kommunikation mit anderen auf Gebärdensprache und/oder Lippenlesen zurückgreifen, falls sie nicht frühzeitig mit einem Cochlea-Implantat versorgt werden.

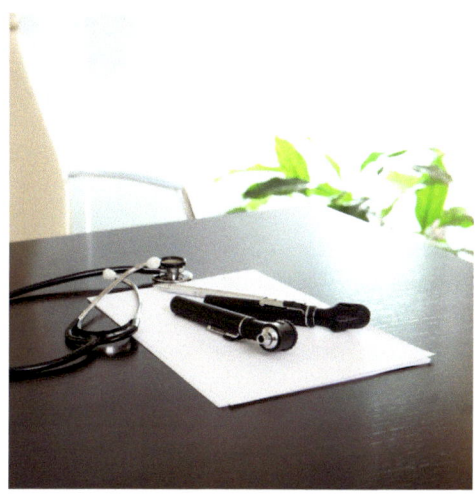

Aber auch Teilleistungsstörungen im Bereich einzelner Hirnstrukturen wie der Hörzentren (primär und sekundär akustische Zentren) können hier eine Rolle spielen.

Je früher eine Schwerhörigkeit erkannt wird, desto besser kann man Folgeschäden vorbeugen. Das gilt auch und vor allem dann, wenn die Betroffenen Kinder sind. Es ist Aufgabe und Pflicht der Eltern, hier rechtzeitig einzugreifen, andernfalls kann es zu einer Störung in der Sprachentwicklung kommen.

Ausgelöst werden kann ein Hörverlust auf vielerlei Art – von einer schlichten Mittelohrentzündung bis hin zu einem Knalltrauma, wie Sie gleich lesen werden.

Und **wie** kommt es dazu? – Mögliche **Auslöser** für eine **reduzierte** Hörleistung

Natürlich kann sich die Hörleistung im Laufe eines Lebens auf natürliche Weise reduzieren, so wie eben auch unsere Augen „nachlassen", unsere Gelenke nicht mehr so beweglich sind und unser Haar grau wird. Doch das ist nur eine Möglichkeit, warum sich unser Gehör nicht kooperativ zeigt. Manche Menschen haben von Geburt an eine verminderte Hörleistung und wiederum andere kommen durch eine Erkrankung oder sonstige äußere Umstände in den zweifelhaften Genuss von Schwerhörigkeit. Im Weiteren finden Sie die Hauptauslöser für eine Einschränkung des Hörens.

Hörsturz

Hier kommt es plötzlich und oft ohne Vorwarnung zu einer meist einseitigen Hörminderung. Grund dafür ist eine Funktionsstörung der Sinneszellen im Innenohr. Da im Einzelfall sehr wohl auch eine ernstere Erkrankung dahinterstecken kann, sollte ein Hörsturz immer vom HNO-Arzt abgeklärt werden. Mithilfe einer genauen Messung der Hörstörung kann dieser Rückschlüsse auf den plötzlichen Hörverlust ziehen. Übrigens ist es kein seltenes Leiden: In Deutschland sind immerhin ca. 150.000 Menschen pro Jahr davon betroffen. Häufig entpuppt sich jedoch auch nur ein harmloser Pfropfen aus Ohrenschmalz als Ursache des Hörproblems.

Knall- und **Lärm**trauma

Akustische Gefährdung wird oftmals unterschätzt. Silvester ist eine gefährliche Zeit für unsere Ohren: Böller und Raketen, Sektkorken und Kracher fliegen da lautstark durch die Gegend. So kommt das Zischen beim Abschießen von Raketen bereits auf 120 dB (Dezibel), der Knall bei der Explosion auf 150 dB. Schon das Entkorken einer Sektflasche erreicht eine Lautstärke von 90 dB, vergleichbar mit dem Lärm eines LKW.

Doch auch am Arbeitsplatz, bei einem Rockkonzert oder auf der Straße kann das Limit schnell erreicht sein: Ein Knalltrauma kann ab einer Belastung von 135 dB auftreten. Ein Böller hat zum Beispiel ca. 140 dB, ein Gewehrschuss ebenfalls. Und auch Presslufthämmer und Autorennen sind nicht ohne. Prinzipiell ist es immer ein Zusammenspiel der Einwirkung von Dauer und Intensität des Lärms. Die individuelle Empfindlichkeit ist gleichwohl unterschiedlich ausgeprägt.

Das Knalltrauma tritt spontan auf, es kann entweder zu Hörverlust oder zu Tinnitus kommen; meist kehrt nach einem Knalltrauma das Gehör von selbst zurück. Doch es ist wichtig, sich prinzipiell frühzeitig von einer Lärmquelle zu entfernen, um das Risiko für eine Schädigung der Ohren zu minimieren. Auch ein Besuch beim HNO-Arzt nach einem solchen Erlebnis ist durchaus anzuraten.

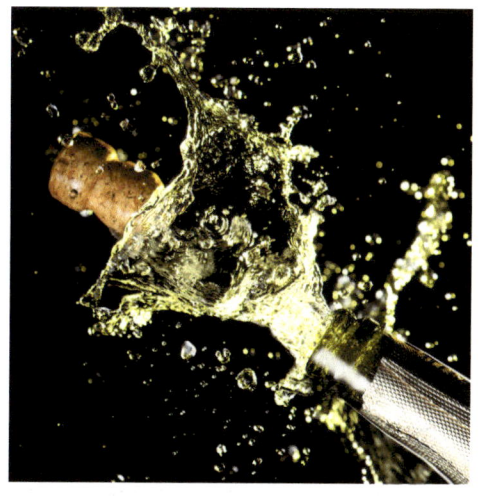

Damit es aber gar nicht erst zu einem Lärm- oder gar Knalltrauma kommt, können Sie auch zu Gehörschutz greifen.

Hier bieten Hörakustiker individuelle, professionelle Möglichkeiten an. Diese reduzieren die Belastung um zirka 30 dB. Gerade für Kinderohren ist dieser Lärmschutz ein absolutes Muss, da sich eine Hörminderung bei Kindern negativ auf ihre kognitive Entwicklung auswirkt.

Was Sie nach dem Feiern tun können, lesen Sie weiter hinten unter dem Punkt „Vorsorge".

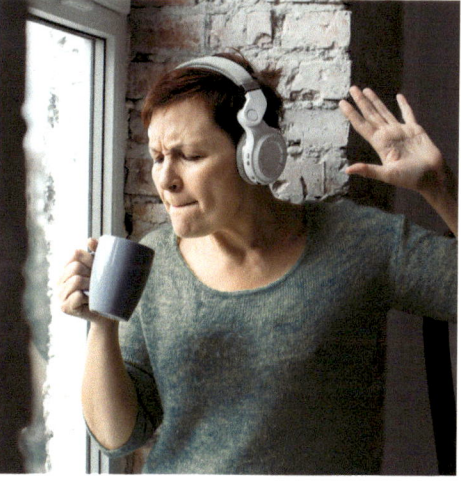

Morbus **Menière**

Hierbei handelt es sich um eine Erkrankung des Innenohrs, deren Ursachen nicht eindeutig geklärt sind. Zusätzlich zur Hörminderung (zumeist im Tieftonbereich) sind Drehschwindel und Tinnitus weitere Symptome.

Membranriss zwischen Mittel- und Innenohr

Zwei hauchdünne Membranen trennen den Mittelohr- vom Innenohrbereich. Wenn eine Membran reißt, tritt Flüssigkeit in den Mittelohrbereich aus. Dieses Reißen nennt man auch „Fensterruptur". In der Folge kommt es zu Schwerhörigkeit oder gar Taubheit. Ein weiteres Symptom des Membranrisses ist Schwindel.

Verletzungen am Schädelknochen

Bei einer Felsenbeinlängsfraktur veräuft der Bruch vom Schläfenbein durch den Mittelohrraum und den Gesichtsnervenkanal.

Zudem können sich Stufen im äußeren Gehörgang bilden.

Das Trommelfell kann ebenfalls zerreißen, häufig verschieben sich auch die Gehörknöchelchen.

Bei einer Felsenbeinquerfraktur beginnt der Bruch beim hinteren Felsenbein und verläuft seitlich beim inneren Gehörgang in Richtung Gesichtsnervenkanal und/oder Labyrinth. Dadurch kommt es zu Schwerhörigkeit oder Taubheit bzw. zu Gleichgewichtsstörungen, da hierbei häufig der Hör- und Gleichgewichtsnerv vollständig durchtrennt wird.

Hohe **Lärm**belastung

Eine Hörminderung als Folge langanhaltender Belastung durch Lärm ist dauerhaft, denn sobald die Haarsinneszellen im Innenohr beschädigt werden, können sie nicht wiederhergestellt werden. Die beschädigten Haarsinneszellen können den Schall nicht mehr im normalen Ausmaß in elektrische Signale umwandeln und ans Gehirn weiterleiten. Häufig werden sie dabei abgeknickt oder gar entwurzelt. Es handelt sich somit um einen sensorineuralen Hörverlust.

Übermäßige Hörbelastung über einen längeren Zeitraum hinweg findet man an manchen Arbeitsplätzen (beispielsweise auf Baustellen oder in Produktionsstätten), eine Schädigung kann aber z. B. auch durch lautes Musikhören verursacht werden; deshalb ist individueller Musikergehörschutz (Dämm-Otoplastik) zu empfehlen.

Ohren**schmalz**

Sie kennen das vielleicht: Sie haben mal wieder das Gefühl, dass sich zu viel Ohrenschmalz (Zerumen) in Ihrem Gehörgang befindet. Was machen Sie also? Sie nehmen ein Wattestäbchen und versuchen, das Ohrenschmalz zu entfernen. Eigentlich wäre das nicht notwendig, da sich der Gehörgang auf natürliche Weise selbst reinigt.

Es reicht, wenn Sie die Ohrmuschel sanft auswischen – denn mit dem Wattestäbchen schieben Sie das Ohrenschmalz nur tiefer in den Gehörgang. Im schlimmsten Fall verletzen Sie dabei die Gehörgangshaut oder gar das Trommelfell. Wenn das Ohrenschmalz zu tief im Gehörgang sitzt, kann keine Selbstreinigung mehr stattfinden. Es bildet sich ein Pfropf, der den Gang verschließt und durch Wassereinwirkung sogar aufquellen kann. Es kommt zu Schwerhörigkeit sowie zu einem Druckgefühl im Ohr, zu Ohrgeräuschen und Schwindel.

Wasser im Ohr

Wenn sich Wasser im Ohr sammelt, ist das nicht nur unangenehm, sondern durchaus auch gefährlich. Mit der Flüssigkeit können Bakterien und Keime in den Gehörgang gelangen, was zu einer Entzündung führen kann. Diese Entzündung, auch Bade-Otitis genannt, führt zu einer eingeschränkten Hörqualität, zu dumpfem Hören, Jucken, Berührungsempfindlichkeit, Anschwellen und Rötung der Haut am Gehörgang, Sekretausfluss und starken Schmerzen.

Paukenerguss

Eine herkömmliche Erkältung kann ebenso zu einem Paukenerguss führen wie erhebliche Druckschwankungen, zum Beispiel beim Fliegen oder Tauchen. Bei einer Erkältung ist die Belüftung des Ohrs gestört und die Schleimbildung erhöht. Dadurch kommt es zu Flüssigkeitsansammlungen im Mittelohr hinter dem Trommelfell. Nicht nur Schwerhörigkeit in beiden Ohren, sondern auch Druck- und Schwindelgefühl sowie Kopfschmerzen sind typische Symptome. Dieses Problem der Flüssigkeitsbildung tritt vor allem bei Kindern unter 8 Jahren auf, da die Ohrentrompete, die für die Belüftung des Ohrs zuständig ist, noch nicht voll funktionsfähig ist.

Mittelohrentzündung (Otitis media acuta)

Als Mittelohrentzündung wird eine Entzündung der Schleimhaut im Mittelohr bezeichnet, die besonders häufig im Kindesalter auftritt. Hervorgerufen wird sie durch Bakterien oder Viren. Typische Anzeichen sind stechende Schmerzen im Ohr, vermindertes Hörvermögen und Ausfluss aus dem Ohr. Eine Mittelohrentzündung kann akut oder chronisch sein. Eine chronische Entzündung entsteht etwa dadurch, dass Zellen des äußeren Gehörgangs bzw. des Trommelfells in das Mittelohr einwachsen (Cholesteatom). Infolge einer Perforation des Trommelfells kann auch ein Loch zurückbleiben.

Trommelfellverletzung

Eine Trommelfellverletzung kann direkt oder indirekt erfolgen. Die direkte Verletzung wird meist durch in den Gehörgang eingeführte Fremdkörper verursacht, die das Trommelfell – eine sehr dünne und überaus empfindliche Membran – durchstoßen. Oft geschieht das unabsichtlich, z. B. über einen Zweig bei der Gartenarbeit. Auch Verbrennungen, Funkenflug beim Schweißen oder Verätzungen können eine direkte Trommelfellverletzung verursachen.

Von einer indirekten Trommelfellverletzung spricht man, wenn eine starke Druckveränderung nicht mehr ausgeglichen werden kann. Das sogenannte Barotrauma kann beispielsweise durch Druckabfall im Flugzeug oder beim Tauchen entstehen.

Die Folgen einer Verletzung des Trommelfells sind stechende Schmerzen, eine Hörminderung oder – je nach Schweregrad der Verletzung – Blutungen. Auch Schwindel, Übelkeit oder Tinnitus können auftreten.

Angeborene Fehlbildungen

Fehlbildungen der Gehörknöchelchen (vor allem am Steigbügel) sowie des Trommelfells lassen sich in den meisten Fällen mit einem chirurgischen Eingriff korrigieren.

Tumor

Das Akustikusneurinom ist ein gutartiger Tumor, der vom Gleichgewichtsnerv oder in seltenen Fällen auch vom Hörnerv ausgeht. Dieser Tumor beeinträchtigt die Schwann-Zellen, die eine elektrische Isolierschicht um die Nervenbahnen herum bilden und so eine schnellere Reizweiterleitung ermöglichen. Diese Weiterleitung wird vom Tumor beeinträchtigt. Das Akustikusneurinom ist selten und wird am häufigsten bei der Altersgruppe der 30- bis 50-Jährigen diagnostiziert.

Begleiterscheinung **Tinnitus**

Oft tritt im Zusammenhang mit dieser lästigen Erkrankung eine Minderung der Hörleistung auf. Als Tinnitus bezeichnet man Geräusche im Ohr, die nicht von außen kommen.

Die meisten von uns kennen das: Es pfeift, es rauscht oder es scheppert im Ohr und manchmal macht es uns verrückt, weil wir es nicht stoppen können.

Es sind bis zu 3 Millionen Menschen[13] allein in Deutschland, die pro Jahr an einem Tinnitus leiden, schätzen die Experten. Glücklicherweise bleibt uns nicht jeder Tinnitus erhalten. Oft verschwinden die Symptome so schnell wieder, wie sie uns heimgesucht haben. Doch manchmal wird der Tinnitus auch chronisch. Das ist leider nicht so selten, wie man denkt: Laut Studien leiden sieben von 100 Menschen weltweit darunter, dass ihr Ohr Geräusche macht.

---

[13] https://www.aerzteblatt.de/app/print.asp?id=28647
Prof. Dr. med. Dr. h. c. mult.
Hans Peter Zenner
Universitäts-Hals-Nasen-Ohren-Klinik
Silcherstraße 5
72076 Tübingen

Vorsorge

Natürlich kann man nicht allem vorbeugen, jedoch haben wir einen Teil der Vorsorge selbst in der Hand. Wir entscheiden, wo wir uns aufhalten, oder zumindest, ob wir einen Lärmschutz verwenden wollen.

In unserer Zeit ist es überall laut, speziell dann, wenn Sie in einer größeren Stadt leben. Doch auch auf dem Land sind wir nicht vor Attacken auf unser sensibles Gehör gefeit, seien es die Rasenmäher der Nachbarn, die Musik auf dem Volksfest oder vom Konzert, der Straßenverkehr oder Lokale, die wir aufsuchen.

Gerade, wenn die Location hip ist, gibt es oft wenig Lärmdämmendes: Kühle Formen, klare Linien und wenig Stoff und Teppiche herrschen vor, dazu dann noch laute Musik, damit die Stimmung steigt – und schon weinen unsere Ohren.

Wenn wir dann noch das Autoradio laut laufen lassen und die Musik über die Kopfhörer dröhnt, um die Umgebungsgeräusche zu übertönen, setzen wir noch eins drauf.

Doch nach dem Lärm, welcher Art auch immer, können Sie Ihren Ohren Gutes tun: Gönnen Sie sich einen Akustik-Detox.

Detoxen ist hip – warum dann nicht auch mal für Ihre geliebten Ohren? Experten raten zu mindestens 16 Stunden, in denen Sie laute Umgebung meiden sollen, um den „Innenohr-Tsunami" wieder abebben zu lassen.

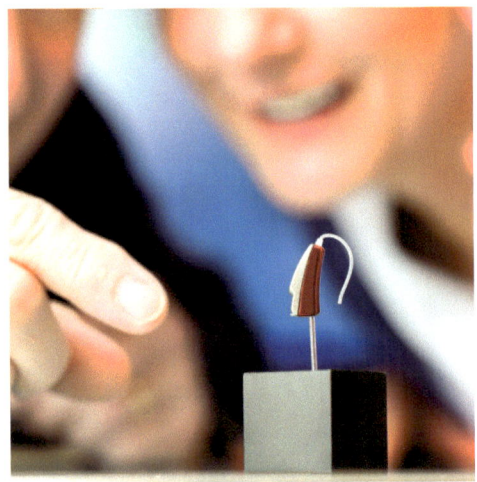

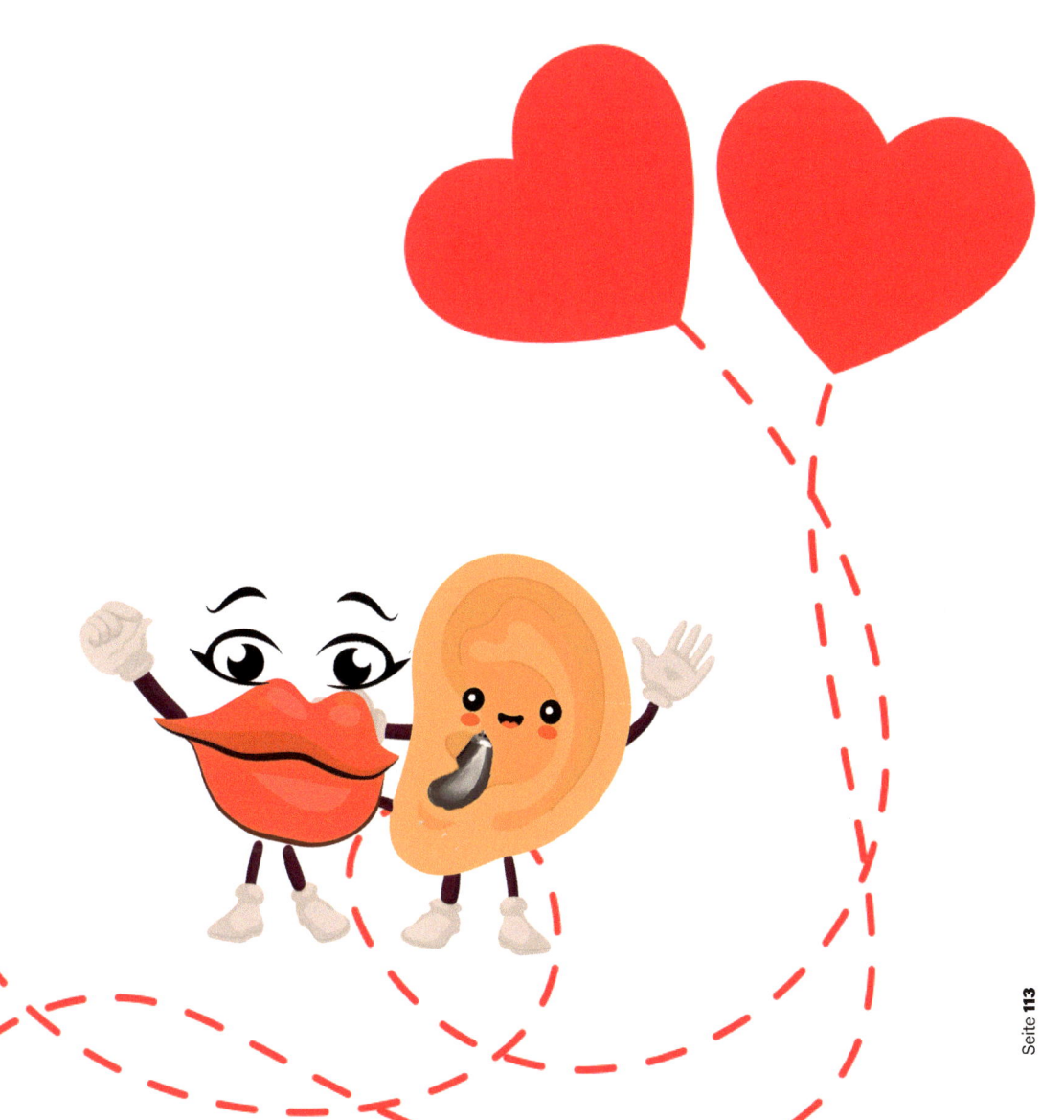

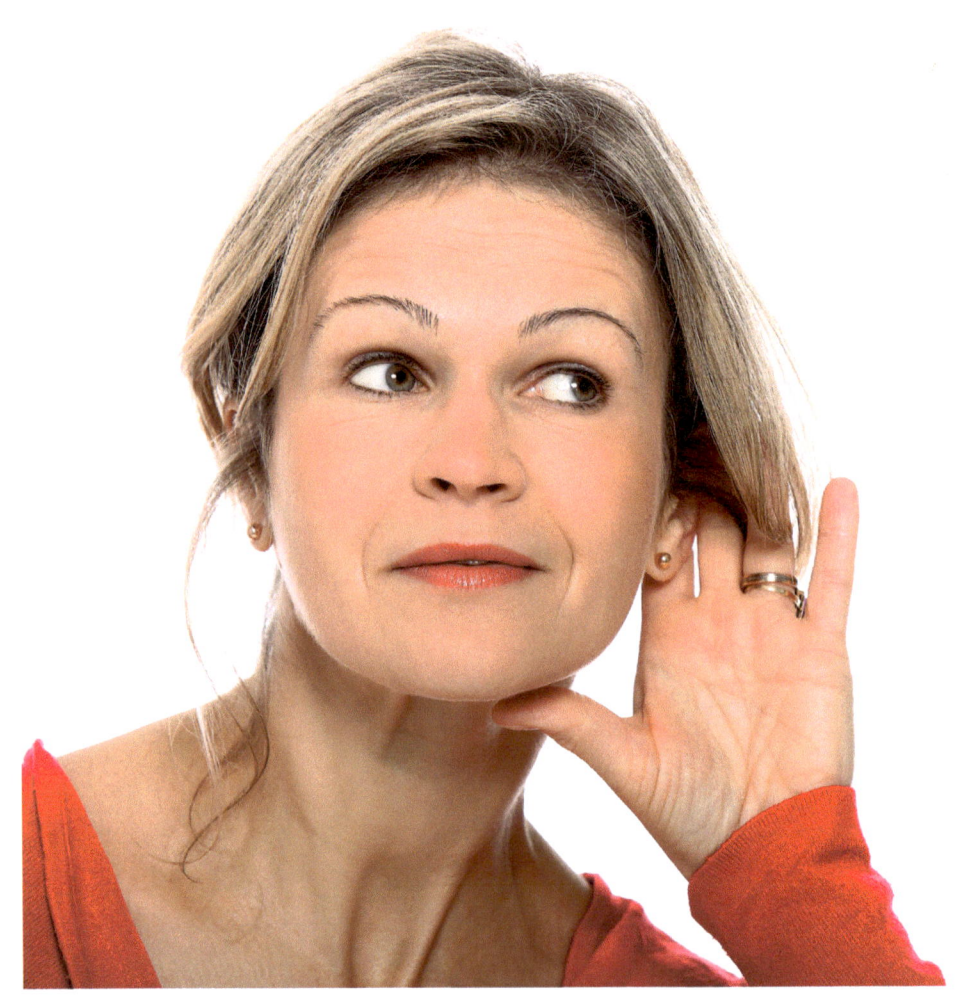

Schwer-hörigkeit erkennen

Woran **erkennen** Sie, dass Sie **schlecht** hören?

Schwerhörigkeit ist ein Phänomen, das meist nicht über Nacht da ist.

Vielmehr handelt es sich dabei um einen schleichenden Prozess, der das Umfeld oft viel schneller belastet als die Betroffenen selbst. Diese drehen einfach Stück für Stück den Ton bei sämtlichen Medien wie Radio und Fernseher höher, sprechen selbst schallend und geräuschvoller, als es für die anderen angenehm ist.

Sie fragen in Gesprächen immer wieder mal nach – meist mit einer fadenscheinigen Begründung –, bekommen oft nicht mit, dass sie gemeint sind, oder verstehen das Gesagte nicht bzw. nicht richtig.

Und doch es ist eine Kunst, die viel Fingerspitzengefühl braucht, wenn man versucht, jemanden darauf anzusprechen.

Denn wer möchte schon von seinen Liebsten gesagt bekommen: „Mama/Opa/Oma/Papa/Onkel/Tante/Schatz, du hörst schlecht und solltest etwas unternehmen!"

Warum **sprechen** plötzlich alle so **undeutlich**?

Der Hörverlust, der sich im Laufe unseres Lebens einstellt, macht sich oft zunächst nur schwach bemerkbar.

Die Betroffenen können dabei gewisse Laute, wie zum Beispiel die Zischlaute „s", „f" und „sch", nicht mehr richtig wahrnehmen und unterscheiden.

Genau diese Laute sind aber unerlässlich für ein klares Sprachverständnis.

Oft tritt hier ein Missverständnis auf. Die Betroffenen sagen: „Ich höre meine Gesprächspartner genauso laut wie immer, ich verstehe nur schlechter, was er sagt."

Es ist so, als würden die anderen plötzlich alle nuscheln. Deshalb ist es oft schwierig, diesen Menschen klarzumachen, dass sie zwar möglicherweise durchaus altersgerecht hören, jedoch schon unter einem Hörverlust leiden, den sich auszugleichen lohnt.

Frauen und **Kinder** zuerst

Wenn die Schwerhörigkeit stärker wird, kommt es oft zu einem Rückzug aus der Kommunikation.

Es handelt sich dabei um eine Vermeidungstaktik, deren sich die Betroffenen selbst meist gar nicht bewusst sind. Für Menschen mit eingeschränktem Hörvermögen ist eine Unterhaltung mit mehr als zwei Personen anstrengend – vor allem dann, wenn die anderen Gesprächsteilnehmer höhere Stimmen haben, wie zum Beispiel Kinder oder viele Frauen.

Wenn das Gespräch dann noch in einer unruhigen Umgebung stattfindet, wird es zunehmend mühsamer. Ab einem gewissen Punkt schalten die Betroffenen ab, steigen mehr oder weniger auffällig aus der Unterhaltung aus und ziehen sich zurück.

An diesem Punkt ist Vorsicht geboten, denn dies ist der erste Schritt in eine Einsamkeit, aus der wieder zu entkommen oftmals sehr schwer ist. Worauf Sie hier besonders achten sollten, wenn Sie Veränderungen bei einem geliebten Menschen in Ihrer Umgebung feststellen, können Sie im Kapitel „Risiken" nachlesen.

Wann sollten Sie einen **Hörakustiker** oder **HNO-Arzt** aufsuchen?

Viele Menschen ignorieren ihre Schwerhörigkeit lange Zeit nach Kräften und überwinden sich erst sehr spät, einen Hörtest machen zu lassen oder gar zu einem Hörsystem zu greifen. Aus meiner Erfahrung kann ich nur sagen: Zu früh kann es kaum sein, zu spät jedoch sehr wohl.

Eine Verminderung des Hörvermögens kommt nicht von heute auf morgen. Sie schleicht sich an, und die Betroffenen finden Strategien, damit umzugehen, dieses Manko auszublenden und sich selbst zu täuschen. Sei es, indem sie einfach immer wieder mal nachfragen, oft mit dem Hinweis, dass die Umgebung gerade etwas laut war, sei es, indem sie sich – wie im vorigen Absatz angesprochen – langsam, aber sicher von anderen absondern. Sie nehmen es in Kauf, dass sie manches nicht mehr hören.

Doch das ist keine gute Lösung. Wenn Sie also den Verdacht haben, dass Sie nicht mehr alles mitbekommen, dass andere oft ohne Sie lachen oder dass Sie irgendwie außen vor bleiben, dann vereinbaren Sie einen Termin bei einem HNO-Arzt oder einem Hörakustiker.

Was soll Ihnen schon passieren? Nun, es gibt zwei Möglichkeiten:

Entweder der Test weist nach, dass Sie noch nicht schlecht hören. Dann hatten Sie eben einen schlechten Tag, als Sie das eine oder andere nicht verstanden haben.

Oder Sie bekommen ein Ergebnis, das Ihnen die Unterstützung durch ein Hörgerät nahelegt. Dann haben Sie – auch wenn Sie das in diesem Augenblick sicher selbst nicht so sehen – Glück. Denn Sie können in absehbarer Zeit mit einer Besserung rechnen. Einer Besserung Ihres Gehörs, aber auch Ihrer Beziehungen mit Menschen, von denen Sie sich in letzter Zeit vielleicht nicht mehr so verstanden gefühlt haben – oder umgekehrt.

Natürlich ist das Finden des richtigen Hörakustikers ein sehr wichtiges Thema. Denn so, wie Sie sich sicher nicht jedem Arzt anvertrauen oder möglicherweise bei der Wahl Ihrer Friseurin anspruchsvoll sind, so werden Sie auch hier einen „Typ" haben. Sie suchen jemanden, der Ihre Bedürfnisse erfüllt und mit dem Sie „können", denn der Kauf eines Hörgerätes ist keine Einbahnstraße. Es ist vielmehr ein Prozess, bei dem gerade am Anfang immer wieder ein Nachjustieren vonnöten ist, damit Sie wirklich das optimale Hörerlebnis genießen können.

Mein **Kind** hört schlecht!

Nicht nur Erwachsene können unter Schwerhörigkeit leiden – etliche Kinder werden schwerhörig geboren oder erleiden Hörschäden z. B. durch eine Mittelohrentzündung oder ein Knall- bzw. Lärmtrauma. Doch gerade für Heranwachsende ist eine gute Hörleistung enorm wichtig, damit sie ihr Sprachvermögen entwickeln können und in weiterer Folge auch in der Schule gut mitkommen.

Gerade im Unterricht kommt es oft zu Situationen, die das Hören noch erschweren: Es wird getratscht und getuschelt, ein anderes Kind kramt vielleicht lautstark in seinem Rucksack, weil es sein Lineal sucht, es wird gehustet oder gekichert. Die Ablenkungen sind also vielfältig, und jedes dieser Geräusche setzt einem Kind, das ohnehin eine Hörminderung hat, noch ein bisschen mehr zu. Lernen und Aufpassen werden zur Qual, und oft kommt es vor, dass Kinder, die schlecht hören, in der Schule zurückgestuft werden, weil sie dem Unterricht nicht folgen können – dabei haben sie in Wirklichkeit nur Schwierigkeiten, die Lehrerin oder den Lehrer zu verstehen.

Hier sollten Sie im Sinne Ihres Kindes wachsam sein und auch den Hinweisen von Lehrern, Erziehern und Kindergärtnern nachgehen. Hiervon weiß auch die Bloggerin Joules Gent zu berichten. Erst durch den Hinweis ihrer Lehrer kam sie zum HNO, der einen starken Hörverlust diagnostizierte. Wer weiß, was geschehen wäre oder wo sie heute stünde, wären die Lehrer nicht so aufmerksam gewesen!

Im Zweifelsfall lohnt es sich definitiv, mit dem Kind einen Hörtest zu machen, wie auch das Beispiel vom kleinen Christian zeigt, das Sie gleich lesen werden.

Christian kam im Alter von fünf Jahren zum ersten Mal mit seinen Eltern zu mir ins Fachinstitut. Er hatte eine hochgradige Hörminderung und bis zu diesem Zeitpunkt hatte er überhaupt keine Sprachentwicklung. Nach der Anpassung des Hörgerätes konnte er sich innerhalb von anderthalb bis zwei Jahren sprachlich so weit weiterentwickeln, dass er ganz normal die Volksschule und in weiterer Folge auch das Gymnasium abschließen konnte. Nun, 25 Jahre später, ist er verheiratet und arbeitet erfolgreich als Leiter einer Pflegestation. Wären seine Eltern damals nicht zu uns gekommen, hätte dem Buben ein wesentlich weniger angenehmes Schicksal geblüht.

Helmut Hamlitsch, Hörakustiker Wien

Edmund, Hörakustiker, erzählt:

Ich bin seit Kleinkindalter mittelgradig, mittlerweile stark schwerhörig. Im Alter von 30 Jahren habe ich mich entschlossen, das, was normalerweise als Manko angesehen wird, in einen Vorteil für mich und andere Menschen zu verwandeln: Ich machte eine Ausbildung zum Hörakustiker und in weiterer Folge Zusatzausbildungen zum Meister und zum Pädakustiker.

Als ich in der Pädakustik[14] tätig war, kamen die Eltern mit ihren Kindern oft ziemlich niedergeschlagen zu mir, da sie von der Diagnose „Schwerhörigkeit" ihres Kindes geschockt waren.

Ich sehe es als meine Aufgabe, zunächst die Eltern wieder aufzubauen und ihnen zu vermitteln, was ihr Kind trotz Hörminderung mit guter Hörgeräteversorgung alles lernen, studieren und schaffen kann.

Wichtig ist mir, den Fokus darauf zu richten, was trotz Hörminderung alles möglich ist, und nicht darauf, was vielleicht nicht oder schlecht geht – immerhin kann ich den Eltern am eigenen Beispiel vorleben, was ihr Kind alles zu erreichen vermag!

14 Zweig der Hörakustik, der sich auf die Versorgung von Kindern konzentriert.

Hörscreening für Neugeborene

Seit mehr als zehn Jahren gibt es in Deutschland ein verpflichtendes Hörscreening für Neugeborene. So kann sichergestellt werden, dass Hörschädigungen schon früh erkannt werden.

Zwei bis drei von 1.000 Kindern kommen mit einer Hörstörung zur Welt, die behandelt werden sollte. Wenn dies nicht geschieht, ist die altersgerechte Hör- und Sprachentwicklung gefährdet.

In der Zeit bis zum zehnten Lebenstag des Babys findet ein Primärscreening des Gehörs statt. Wird dabei eine Hörminderung diagnostiziert, folgen weitere Untersuchungen.

Auf jeden Fall sollte bis spätestens zum sechsten Lebensmonat des Kindes eine Versorgung mit Hörsystemen sichergestellt werden. Dank dieser frühzeitigen Versorgung wird betroffenen Kindern eine natürliche Sprachentwicklung und damit eine unbeeinträchtigte Entwicklung ermöglicht.

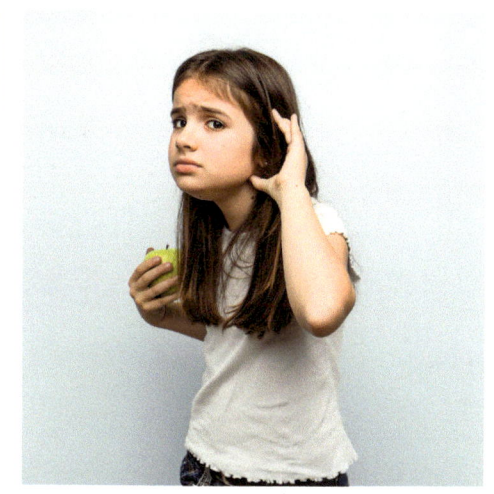
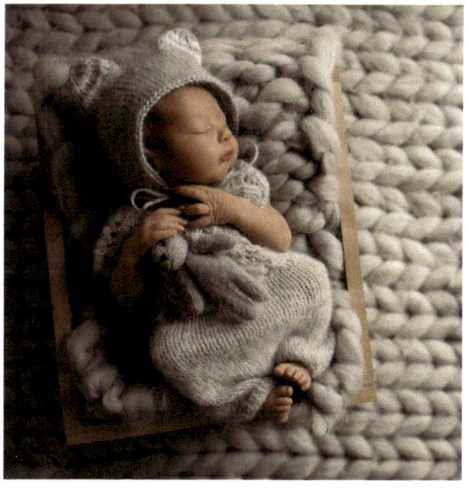

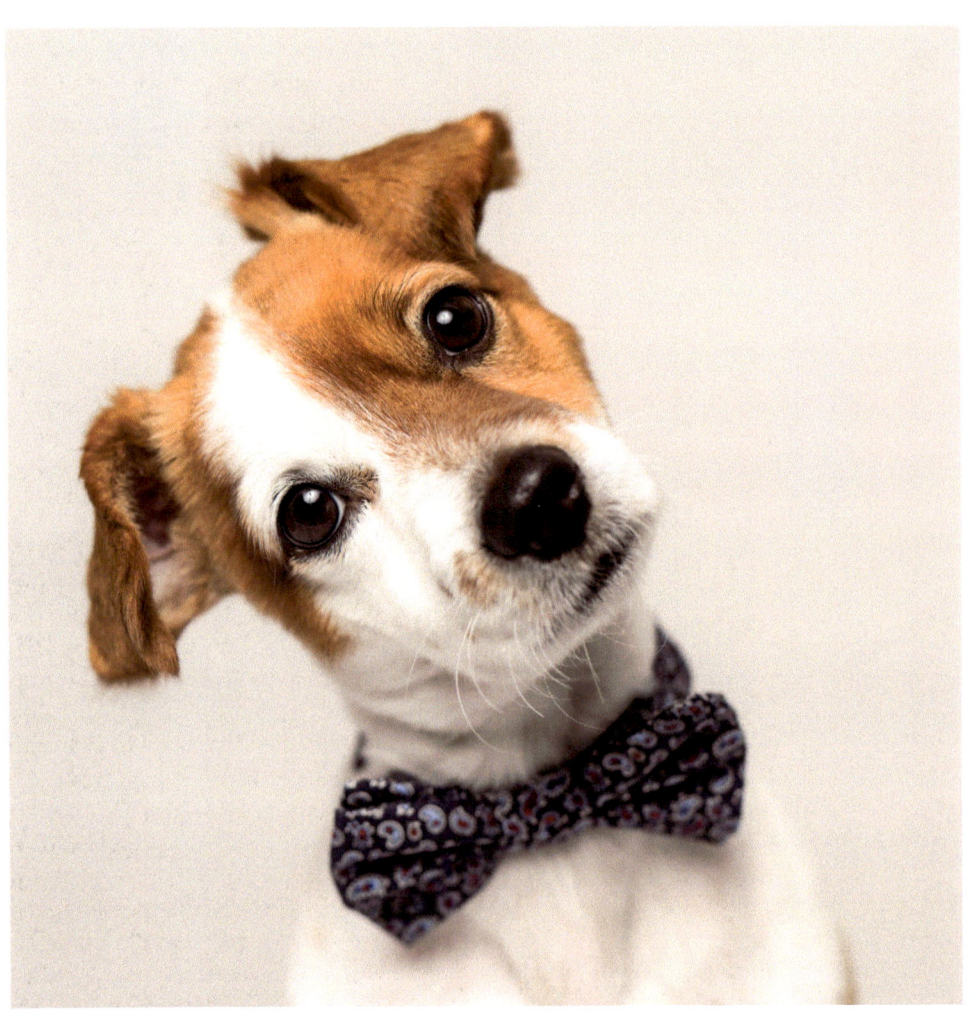

Angefixt?

Entscheidungskriterien bei der **Planung** Ihrer Reise hin zu wieder mehr **Freude** am Hören

Wenn Sie nun überlegen, ob Sie einen Hörtest machen sollten, lautet die Antwort der Expertin in jedem Fall: JA! Es geht ja beim Hören, wie in vielen anderen Bereichen, immer auch um Vorsorge. Die Tatsache, dass Sie dieses Buch lesen und sich mit dem Thema beschäftigen, zeigt, dass Sie an Ihrer Gesundheit interessiert sind. Bravo!

Gerade, wenn es um die Entscheidung für ein Hörgerät geht, ist dies mehr als der Kauf eines beliebigen technischen Gerätes. Es geht vielmehr um eine Reise zurück zu entspannterem Hören und Verstehen, um die Hörgesundheit und um vieles mehr.

Vor allem handelt es sich um einen längeren Beratungsprozess, an dessen Ende Sie sich für Ihre persönlich beste Lösung entscheiden. Solch eine Reise will gut geplant sein wie eine Fernreise, damit Sie die richtige Auswahl treffen, Ihre Hörqualität steigt und Sie über lange Jahre zufrieden sind.

Die wichtigsten zwei Voraussetzungen, damit dieser Prozess und Ihre persönliche Reise hin zu wieder mehr Freude am Hören gelingen, sind:
1. Ihre eigene Einstellung zu dem Thema mit all seinen Facetten und
2. die Wahl des für Sie passenden Hörakustikers als Ihren Fachexperten und „Reisebegleiter".

Welche **Einstellung** haben Sie zum Thema „**Hören**"?

Während meiner mehr als 25-jährigen Erfahrung in der Branche habe ich nicht nur gesehen, wie schwer sich viele Menschen tun, das Thema in Angriff zu nehmen. Ich habe auch erlebt, was möglich ist, wenn sich dann jemand doch überwindet und sich damit beschäftigt.

In den Gesprächen mit dem Hörakustiker geht es meist vor allem um zwei Komponenten: einerseits um die Einstellung zum Tragen von Hörsystemen, andererseits um die Bereitschaft, Zeit und Geld dafür zu investieren.

Machen Sie den kleinen persönlichen Check und seien Sie dabei ehrlich zu sich selbst.

Wertung von 1 bis 10 (1 = trifft gar nicht zu, 10 = trifft voll zu)

1	Ich bin bereit, Zeit und Geld für meine Hörverbesserung zu investieren.	
2	Ich bin überzeugt, dass es für mich wichtig ist, wieder besser zu hören und zu verstehen.	
3	Ich bin bereit, an meiner Hörverbesserung mitzuarbeiten.	
4	Ich komme aus eigenem Antrieb.	
5	Ich habe mich bereits ausführlich mit dem Thema beschäftigt.	
6	Für meine Gesundheit gebe ich sehr gerne Geld aus.	
7	Mir ist bewusst, dass eine Verbesserung des Hörens und Verstehens mein Leben erleichtert.	
8	Ich habe nun lange genug gewartet – ich möchte JETZT eine Verbesserung erreichen!	
9	Ich tausche mich mit anderen für mich wichtigen Menschen zu diesem Thema aus.	

Ergebnisse:

90 - 61 Punkte

Ihr Ergebnis zeigt, dass Sie dem Thema im Wesentlichen mit einer positiven, aufgeschlossenen Einstellung gegenüberstehen. Das sind gute Voraussetzungen, um sich mit dem Thema „Hören" ausführlicher zu beschäftigen und zeitnah einen persönlichen Eindruck zu verschaffen. Machen Sie bald den ersten Schritt und lassen Sie Ihr Gehör überprüfen. Nutzen Sie die Gunst der Stunde und Ihre Energie zum Thema.

60 - 30 Punkte

Ihr Ergebnis zeigt, dass Sie dem Thema in einigen Aspekten aufgeschlossen gegenüberstehen, jedoch auch Fragen oder Unsicherheiten haben. Tauschen Sie sich mit anderen Menschen in Ihrem Umfeld dazu aus und holen Sie weitere Informationen ein. Vereinbaren Sie einen Termin für ein Informationsgespräch bei einem Hörakustiker, um Ihr Wissen auszubauen und mehr zu erfahren. Hörakustiker führen kostenlose Erstgespräche durch und geben Ihnen auch die Möglichkeit, sich bei Bedarf einen ersten Höreindruck zu verschaffen – ohne Kaufzwang.

Weniger als 30 Punkte

Ihr Ergebnis gibt einen möglichen Hinweis darauf, dass Sie noch etliche Unsicherheiten und vielleicht auch Bedenken haben. Möglicherweise kennen Sie Hörgeräteträger, die nicht die besten Erfahrungen mit Hörgeräten gemacht haben, oder Sie selbst hatten schon einen „Versuch", der Sie nicht begeisterte. Notieren Sie Ihre Fragen und überlegen Sie, was die größten Hindernisse für Sie sind und was Sie motivieren würde.

Anmerkung am Rande

Ich darf Ihnen gratulieren, dass Sie sich mit Ihrem Hören und Verstehen beschäftigen. Mehr noch: Sie haben sogar mit dieser Checkliste Ihre persönliche Einstellung beleuchtet. Ganz egal, wie Ihr Ergebnis ausgefallen ist, Sie haben in jedem Falle schon einen großen Schritt getan. Warten Sie nicht zu lange und verschaffen Sie sich Ihren eigenen Hör-Eindruck.

Ich wünsche Ihnen dabei viel Freude, neue Erkenntnisse und den passenden Hör-Partner an Ihrer Seite.

Auswahlkriterien für den Hörakustiker Ihres Vertrauens

Was muss die Person aber nun können, der Sie Ihre Ohren anvertrauen wollen? Zu diesem Punkt haben wir Bloggerin Joules Gent befragt, die seit ihrer Kindheit Hörgeräteträgerin ist.

Lesen Sie hier ihre Top-Tipps:

Geduld

Egal, ob jung oder alt – das richtige Hörgerät zu finden braucht seine Zeit. Oft muss eine Reihe von Tests gemacht werden, es müssen unterschiedliche Geräte ausprobiert und verschiedene Einstellungen vorgenommen werden. Ein Prozess, der für die Betroffenen anstrengend ist und sie manchmal auch Nerven kostet. Damit sich der/die Betroffene nicht unter Druck gesetzt oder überfordert fühlt, sollte sich der Hörakustiker ausreichend Zeit nehmen. Geduld ist daher eine wichtige Eigenschaft, die ein Hörakustiker mitbringen sollte.

Fachliche Expertise

Gute Argumente sind die Basis für eine kompetente Beratung. Diese geht oft über das technische Know-how hinaus. Der Hörakustiker muss sich dessen bewusst sein, dass er nicht nur ein Hörgerät, sondern damit verbunden Lebensqualität verkauft. Fakten und Fachwissen untermauern die Bereitschaft, Hörgeräte zu tragen, und helfen dem/der Betroffenen, das Thema rational zu betrachten und mehr über seine/ihre Erkrankung zu lernen.

Einfühlungsvermögen

Keiner wird freiwillig schwerhörig oder ist es gern. Das Thema „Schwerhörigkeit" ist oft mit Scham behaftet. Verständnis und aufmerksames Zuhören können das Schamgefühl des/der Betroffenen verringern und tragen entscheidend zu einer Wohlfühlatmosphäre bei der Anpassung der Hörgeräte bei. Das ist insbesondere dann entscheidend, wenn unangenehme Themen angesprochen werden müssen. Wer sich gut aufgehoben fühlt, kommt gern wieder.

Humor/Sympathie

Auch wenn Schwerhörigkeit ein ernstes Thema ist, sollte der Spaß nicht zu kurz kommen – auf beiden Seiten. Eine lockere Atmosphäre, sympathisches Auftreten oder ein Witz zwischendurch machen die Beratung zu einem echten (positiven)

Kauferlebnis. Gute Laune und Spaß bei der Arbeit können, neben fachlichen Argumenten, eine entscheidende Rolle zur Kaufentscheidung beitragen.

Zusätzlich sollte nicht unerwähnt bleiben, dass der Besuch bei einem HNO-Arzt ebenfalls wichtig ist, um alle medizinischen Aspekte abklären zu lassen. Ich wünsche Ihnen viel Spaß und gute Erkenntnisse auf Ihrer Reise hin zu wieder mehr Freude am Hören. Auf dass Sie sich (wieder) so richtig in Ihre Ohren verlieben!

> „Ein Scherz hat oft gefruchtet, wo der Ernst nur Widerstand hervorzurufen pflegte."
> **August von Platen-Hallermünde**
> **(deutscher Dichter)**

Folgen Sie Ihrem **Herzen**!

Ein kompetenter und vertrauenswürdiger Hörakustiker sollte Sie in dem ein oder anderen Fall auch auf Konsequenzen hinweisen, die passieren können, wenn Sie sich für eine unpassende Lösung entscheiden. Das heißt, gegebenenfalls auch einmal begründet NEIN sagen und Ihnen vor allem Mut zusprechen und seinen Beruf mit Begeisterung ausüben. Der Fokus sollte auf Ihren Bedürfnissen liegen. Fast alle Menschen tragen die Lösung in sich. Hörakustiker unterstützen Sie dabei, die für Sie passende Lösung zu finden. Daher ist die Wahl des richtigen Begleiters für diesen wichtigen Prozess von entscheidender Bedeutung. Folgen Sie Ihrem Herzen und vertrauen Sie Ihrem Verstand!

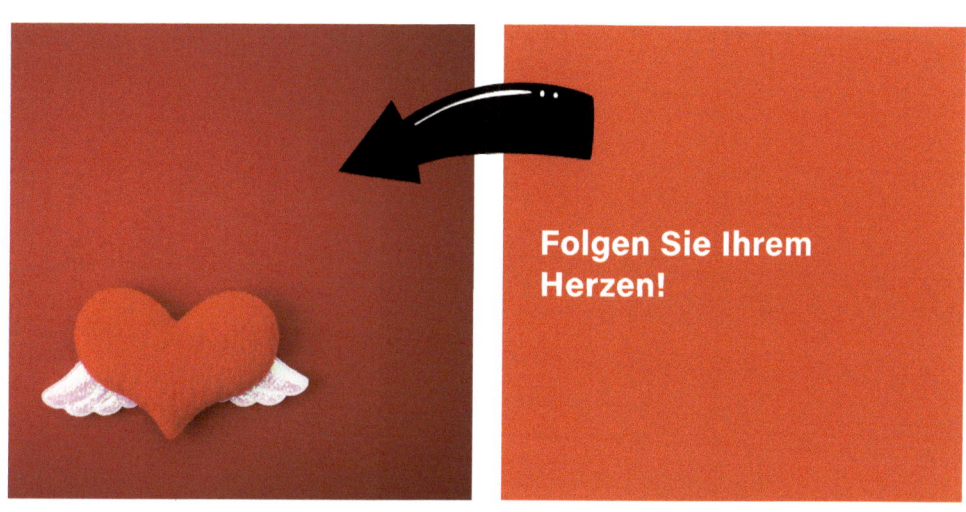

Folgen Sie Ihrem Herzen!

„Focusing is about saying no."

Steve Jobs

„Sich zu fokussieren bedeutet auch, Nein zu sagen."

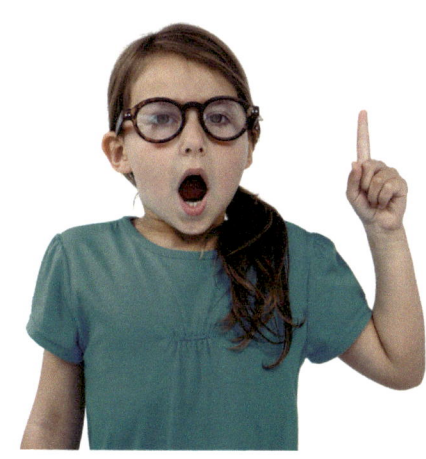

Mitautoren und Unterstützende

Fabian Böhm

Inhaber BÖHM Hörakustik in Pforzheim und Social-Media-Experte

Als Hörgeräteakustikmeister, Pädakustiker und CI-Akustiker hat Fabian Böhm es sich seit nunmehr fünfzehn Jahren zur Aufgabe gemacht, seine Kunden im Bereich Hörakustik, Audiologie, Tinnitus-Therapien und Hörtraining bestmöglich zu beraten.

Foto: Johanna Lohr

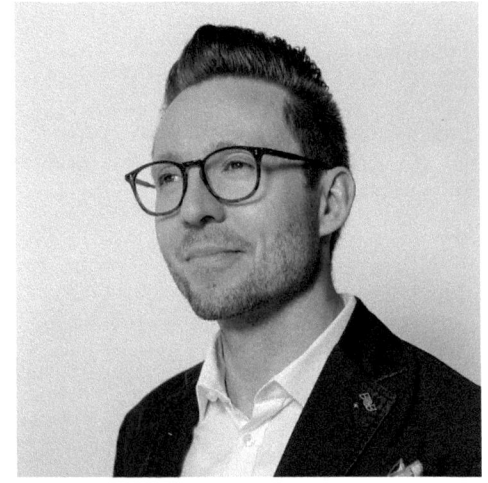

Dr. Ron Fiedler

HNO-Arzt, Audiologe, Hörakustiker und Mitentwickler der HOKA-Otoplastik (gemeinsam mit Lothar Vollbach)

Dr. Fiedler kam schon früh mit Akustik und ihrem Einfluss auf Körper, Geist und Emotionen in Berührung. Er hat seine Praxis in Nürnberg und befasst sich zusätzlich mit Erkenntnissen und Forschung zu Themen wie der (Patho-)Physiologie des Ohrs sowie Therapie- und Rehabilitationsmöglichkeiten, speziell bei Dysakusis (Fehlhörigkeit).

Foto: Vanessa Mund

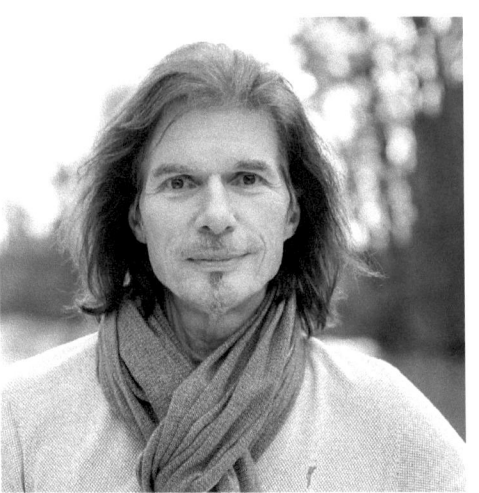

Joules Gent

Joules Gent ist eine Instagram-Bloggerin aus Hamburg, die unter dem Hashtag #meinlebenmithörgeräten schreibt. Mit Witz und Offenheit möchte sie andere Schwerhörige dazu ermuntern, Hörgeräte zu tragen und selbstbewusst mit Schwerhörigkeit umzugehen.

Foto: Olaf Weiss

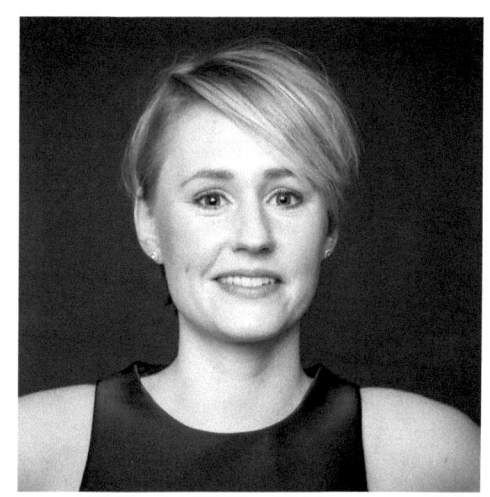

Helmut Hamlitsch

Helmut Hamlitsch, seit 25 Jahren in der Hörakustik tätig, ist Hörakustikmeister und Hörtrainer bei Neuroth in Wien.

Sein Credo: Kunden mit einer Hörminderung ein hohes Maß an Lebensqualität und vor allem Kommunikationsfähigkeit wiederzugeben.

Foto: Robert Ladisich

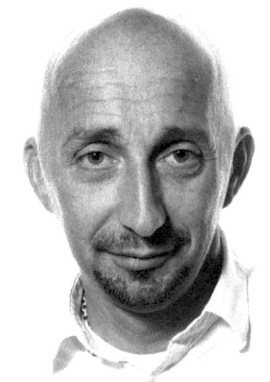

Birgit Kämmerling-Bogusch

ist Hörgeräteakustikmeisterin, Augenoptikerin, Audiotherapeutin, Pädakustikerin und Inhaberin von Hörwelten Wilhelmshaven.

Sie ist seit über 30 Jahren im Bereich der Hörgeräteakustik aktiv: Seit August 1986 lebt sie für ihren Beruf und ihre Berufung rund ums Ohr. Sie ist auch selbst seit Langem Hörgeräteträgerin und hat sich vorgenommen, Hörgeräte salonfähig zu machen.

Foto: Daniela Schworm

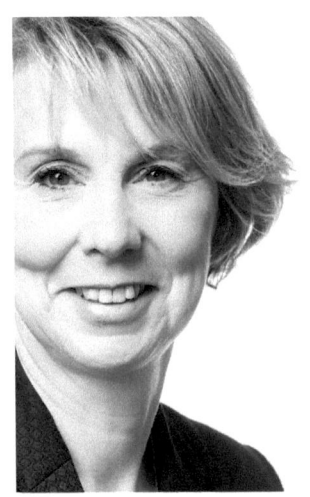

Edmund Lehner

ist Hörakustiker und Pädakustiker bei Neuroth in Wien.

Seit fast 30 Jahren arbeitet er mit Erwachsenen und Kindern, die an Hörminderung leiden. Er selbst ist ebenfalls Hörgeräteträger – und Saxophonist in einem Orchester.

Foto: Silke Bernhard

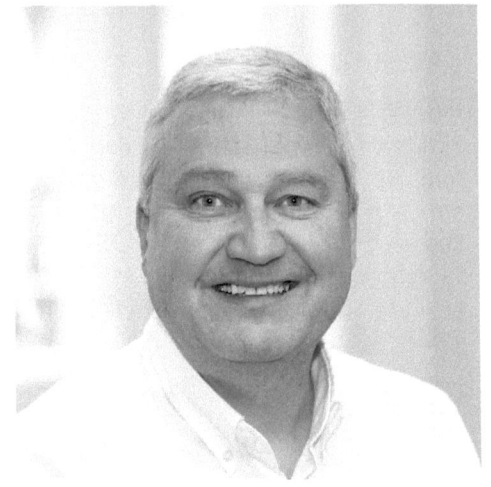

Gregor Neubert

Hörakustikmeister und Inhaber von Neubert Hörakustik in Leipzig.

Dort betreibt er mit seinen Mitarbeitern seit nunmehr 20 Jahren zwei Fachgeschäfte.

„Ich liebe an meinem Beruf die Abwechslung, insbesondere die Vielfalt an Kundenpersönlichkeiten und -wünschen!"

Foto: Simon Pech

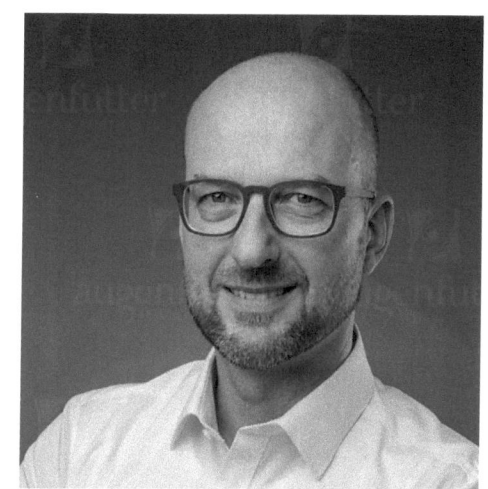

Mandy Neubert

Augenoptikerin und Hörakustikerin

Mandy betreibt ihr Fachgeschäft in Burgstädt/Sachsen in 4. Generation. Ihre Kunden spüren ihre positive Einstellung und sind gerne bei ihr, zumal sie sich viel Zeit nimmt und es genießt, die verschiedenen Lebensgeschichten ihrer Kunden zu erfahren.

Foto: Wolkenhell

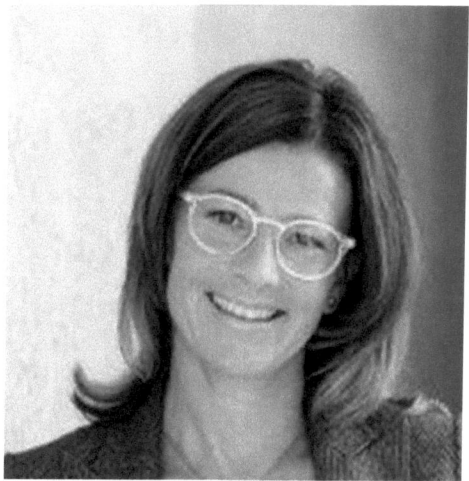

Marco Schubert

Hörakustikmeister bei Hörsysteme Häusler GmbH & Co. KG

Seit nunmehr 10 Jahren ist Marco Schubert als Akustiker bei der Firma Häusler in Warburg beschäftigt.

In seiner Familie ist jeder Zweite über 50 schwerhörig. Herr Schubert mag an seiner Tätigkeit vor allem auch die Vielfalt.

Foto: Firma Sinfona

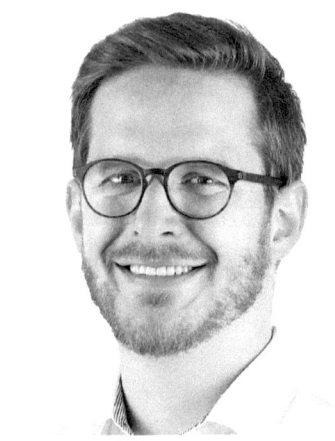

Jannik Vehr

Hörakustikmeister,

stellv. GF Hörgeräte Vehr GmbH,

Wirtschaftspsychologe (B. Sc.)

Motto: „Die immer schneller voranschreitende Technologie der Hörsysteme optimal für jeden einzelnen Kunden zu nutzen ist meine Berufung. Es macht Spaß, sich mit unserem Team regelmäßig fortzubilden und dem Anspruch gerecht zu werden, das Kundenvertrauen zurückzuzahlen."

Foto: Günther Ortmann

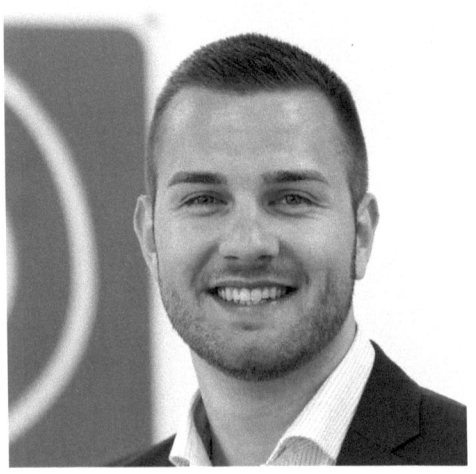

Für den Inhalt verantwortlich:

Veronika Vehr
Dorotheenstraße 65 b
22301 Hamburg

Kontakt:

vv@veronikavehr.com

www.veronikavehr.com

Fotos (sofern nicht anders angegeben)

freepik.com